AF634642

Krankheitsängste erkennen und bewältigen

Ratgeber zur Reihe Fortschritte der Psychotherapie
Band 36

Krankheitsängste erkennen und bewältigen
von Dr. Gaby Bleichhardt und Prof. Dr. Alexandra Martin

Herausgeber der Reihe:

Prof. Dr. Kurt Hahlweg, Prof. Dr. Martin Hautzinger,
Prof. Dr. Jürgen Margraf, Prof. Dr. Winfried Rief

Begründer der Reihe:

Dietmar Schulte, Klaus Grawe, Kurt Hahlweg, Dieter Vaitl

Gaby Bleichhardt
Alexandra Martin

Krankheitsängste erkennen und bewältigen

Ein Ratgeber für Betroffene und Angehörige

hogrefe

Dr. Gaby Bleichhardt, geb. 1970. Seit 2007 Leitende Mitarbeiterin der Psychotherapieambulanz an der Philipps-Universität Marburg.

Prof. Dr. Alexandra Martin, geb. 1969. Seit 2013 Professur für Klinische Psychologie und Psychotherapie an der Bergischen Universität Wuppertal und Leitung der Universitätsambulanz für Psychotherapie.

Wichtiger Hinweis: Der Verlag hat gemeinsam mit den Autoren bzw. den Herausgebern große Mühe darauf verwandt, dass alle in diesem Buch enthaltenen Informationen (Programme, Verfahren, Mengen, Dosierungen, Applikationen, Internetlinks etc.) entsprechend dem Wissensstand bei Fertigstellung des Werkes abgedruckt oder in digitaler Form wiedergegeben wurden. Trotz sorgfältiger Manuskriptherstellung und Korrektur des Satzes und der digitalen Produkte können Fehler nicht ganz ausgeschlossen werden. Autoren bzw. Herausgeber und Verlag übernehmen infolgedessen keine Verantwortung und keine daraus folgende oder sonstige Haftung, die auf irgendeine Art aus der Benutzung der in dem Werk enthaltenen Informationen oder Teilen davon entsteht. Geschützte Warennamen (Warenzeichen) werden nicht besonders kenntlich gemacht. Aus dem Fehlen eines solchen Hinweises kann also nicht geschlossen werden, dass es sich um einen freien Warennamen handelt.

Bibliografische Information der Deutschen Nationalbibliothek

Die Deutsche Nationalbibliothek verzeichnet diese Publikation in der Deutschen Nationalbibliografie; detaillierte bibliografische Daten sind im Internet über http://dnb.dnb.de abrufbar.

Das Werk einschließlich aller seiner Teile ist urheberrechtlich geschützt. Jede Verwertung außerhalb der engen Grenzen des Urheberrechtsgesetzes ist ohne Zustimmung des Verlags unzulässig und strafbar. Das gilt insbesondere für Vervielfältigungen, Übersetzungen, Mikroverfilmungen und die Einspeicherung und Verarbeitung in elektronischen Systemen.

Hogrefe Verlag GmbH & Co. KG
Merkelstraße 3
37085 Göttingen
Deutschland
Tel.: +49 551 999 50 0
Fax: +49 551 999 50 111
E-Mail: verlag@hogrefe.de
Internet: www.hogrefe.de

Umschlagabbildung: © GlobalStock – Getty Images
Satz: ARThür Grafik-Design & Kunst, Weimar
Druck: Media-Print Informationstechnologie GmbH, Paderborn
Printed in Germany
Auf säurefreiem Papier gedruckt

1. Auflage 2017
© 2017 Hogrefe Verlag GmbH & Co. KG, Göttingen
(E-Book-ISBN [PDF] 978-3-8409-2310-4; E-Book-ISBN [EPUB] 978-3-8444-2310-5)
ISBN 978-3-8017-2310-1
http://doi.org/10.1026/02310-000

Inhalt

Vorwort: Hypochondrie ist nicht lustig

Über keine andere psychische Störung gibt es so viele Witze, Persiflagen und Parodien. „Hypochonder“ ist ein geflügeltes Wort. Wenn wir Autorinnen von Fremden zu unserem Spezialgebiet gefragt werden, haben diese grundsätzlich alle ein anstrengendes Familienmitglied mit Hypochondrie. Hypochonder kennt jeder, und über Hypochondrie weiß jeder Bescheid. Zahlreiche Bücher machen sich über das Störungsbild lustig, seit 2014 gibt es mit „Super-Hypochonder“ sogar eine französische Filmkomödie.[1]

Verstehen Sie uns nicht falsch: Humor ist wichtig, Humor ist das Salz in der Suppe, Humor ist bei der Behandlung psychischer Störungen sehr, sehr hilfreich.

Aber zunächst einmal ist Hypochondrie gar nicht lustig. Man stelle sich nur spaßeshalber mal einen Film mit dem Titel „Die Schwerst-Depressive“ oder einen Pseudo-Ratgeber namens „Normal essen kann ja jeder – Für alle, die sich gern zu Tode hungern“ vor.

Hypochondrie ist eine ernsthafte psychische Störung von Krankheitswert. Menschen mit Hypochondrie sind zumeist ganz vernünftige Personen. Sie haben aufgrund von Erfahrungen und psychologischer Prozesse starke Ängste entwickelt. Die meisten schämen sich sehr für ihre Ängste und Befürchtungen. Kein Hypochonder[2] wäre gerne krank oder hat Freude daran, unter körperlichen Beschwerden zu leiden.

Das Buch soll deshalb auch helfen, das Klischee Hypochondrie vom Krankheitsbild zu trennen. Um dies zu unterstützen, verwenden wir häufiger das Wort Krankheitsangst anstelle von Hypochondrie. Der Ratgeber soll zudem Ideen geben, was man gegen Hypochondrie tun kann. Er soll Betroffene

---

1 Eine Auswahl an Unterhaltungsmedien zur Hypochondrie wird im Anhang (vgl. S. 74) kurz vorgestellt.

2 *Vorbemerkung:* Die Autorinnen bitten Leserinnen und Leser um Verständnis, dass im Folgenden ausschließlich männliche Personenbezeichnungen gewählt wurden, um eine einfache Lesbarkeit zu ermöglichen.

dazu ermutigen, sich psychotherapeutische Hilfe zu suchen und selbst entschlossen dagegen anzugehen. Viele wissenschaftliche Studien zeigen, dass es sich lohnt.

Marburg und Wuppertal, im Sommer 2016

G. Bleichhardt
und *A. Martin*

1 Hypochondrie – Was ist das?

1.1 Wie äußert sich Hypochondrie?

Fallbeispiel

Der 22-jährige Lehramtsstudent Patrick L. leidet unter verschiedenen körperlichen Beschwerden. Derzeit sind Schmerzempfindungen (z. B. im linken Brustbereich, in der Darm- und Leistengegend) sein größtes Problem. Wenn diese auftreten, befürchtet er in dem Moment, lebensgefährlich erkrankt zu sein: Es könnte eine Thrombose mit schweren Folgen sein, oder auch Krebs. Er versucht dann immer, so schnell wie möglich zum Arzt zu gehen. In den letzten vier Monaten wurden eine Darmspiegelung, viermalig ein Blutbild, sechs Ultraschalluntersuchungen und drei EKG (Elektrokardiogramme) durchgeführt. Alle waren ohne auffälligen Befund. Immer, wenn ihm diese „guten Nachrichten" mitgeteilt worden sind, reduzierten sich Schmerzen und Ängste schnell. Nach wenigen Tagen ging es jedoch „von vorne los". Herr L. kann sich derzeit kaum auf die notwendigen Arbeiten für sein Studium konzentrieren. Auch versucht er, sich nicht allein ohne seine Freundin in der gemeinsamen Wohnung aufzuhalten. Er hat sonst Angst, einen akut lebensbedrohlichen Zustand zu erleiden und es könne ihm niemand helfen.

Patrick L. leidet unter Krankheitsängsten. Ginge er zu einem Psychologischen Psychotherapeuten, würde dieser ihm nach einem ausführlichen Interview eine Hypochondrie diagnostizieren.

Fast jeder Erwachsene hat im Laufe seines Lebens schon einmal körperliche Missempfindungen an sich beobachtet, diese nicht einordnen können und dann befürchtet, schlimm krank zu sein. Derartige hypochondrische Krankheitsängste sind zunächst einmal ein ganz normales, „gesundes" Phänomen. Erst wenn diese Befürchtungen über mindestens ein halbes Jahr bestehen und sich auch trotz ärztlicher Rückversicherung weiter halten (d. h. der Arzt sieht keine medizinische Veranlassung für die Krankheitsbefürchtung), spricht man von Hypochondrie. Die folgenden Abschnitte dienen dazu, sich zunächst einmal ein Bild von dieser psychischen Störung zu machen. Wie es zu einer solchen Verschlimmerung normaler Krankheitsängste kommen kann, erklärt dann Kapitel 2.

Exkurs: Die Geschichte der Hypochondrie

Hypochondrie ist ein sehr, sehr altes Wort und dem entsprechend schon mit ganz vielen Bedeutungen belegt worden. Viele davon sind nicht mehr zeitgemäß oder missverständlich.

Ursprünglich leitet sich der Begriff vom „hippochondrium" ab, der die Körperregion auf der Höhe der unteren Rippen bezeichnet. Die Bezeichnung wird Hippokrates zugeschrieben, der etwa 400 Jahre vor Christus gelebt hat. Bereits damals führten die Griechen psychisches Leiden auf Veränderungen an inneren Organen in der Bauchregion zurück. Im Verlauf der Jahrhunderte bekam die Hypochondrie immer wieder etwas andere Bedeutungen und lag auch je nach Zeitgeist mal sehr im Trend oder war eher verpönt. So galt die Hypochondrie im 19. Jahrhundert als Modekrankheit der Reichen und wurde sogar als Zeichen höherer geistiger Veranlagung gesehen. Wichtig für die Begriffsprägung war auch das Theaterstück „Le Malade Imaginaire" bzw. „Der eingebildete Kranke", das von Molière verfasst und bereits 1673 uraufgeführt wurde. Die Hauptfigur dieser Komödie erlebt verschiedenste körperliche Leiden und ist weitgehend von einer tödlich ausgehenden Krankheit überzeugt. Das Stück findet sein glückliches Ende damit, dass der Protagonist überzeugt wird, selbst Arzt zu werden und dann in einer Scheinzeremonie zum Experten „gekrönt" wird.

Wenn Psychologen psychische Störungsbilder einordnen, verwenden Sie dafür zumeist vier sehr hilfreiche Kategorien: körperliche Empfindungen, Gedanken, Gefühle und beobachtbares Verhalten. So wird auch hier die Beschreibung der Hypochondrie vorgenommen. In Kurzform bedeutet dies Folgendes:

– *Gedanken:* eine schwere Krankheit zu haben (vgl. Kapitel 1.1.1),
– *Körperliche Empfindungen:* vermeintliche Anzeichen für die körperliche Krankheit (vgl. Kapitel 1.1.2),

- *Gefühle:* Angst (vor den Begleiterscheinungen und Konsequenzen einer schweren Erkrankung, vgl. Kapitel 1.1.3),
- *Verhalten:* „Sicherheitssuche" und Vermeidung, um (vorübergehend) die Krankheitsgedanken und -ängste zu vermindern (vgl. Kapitel 1.1.4).

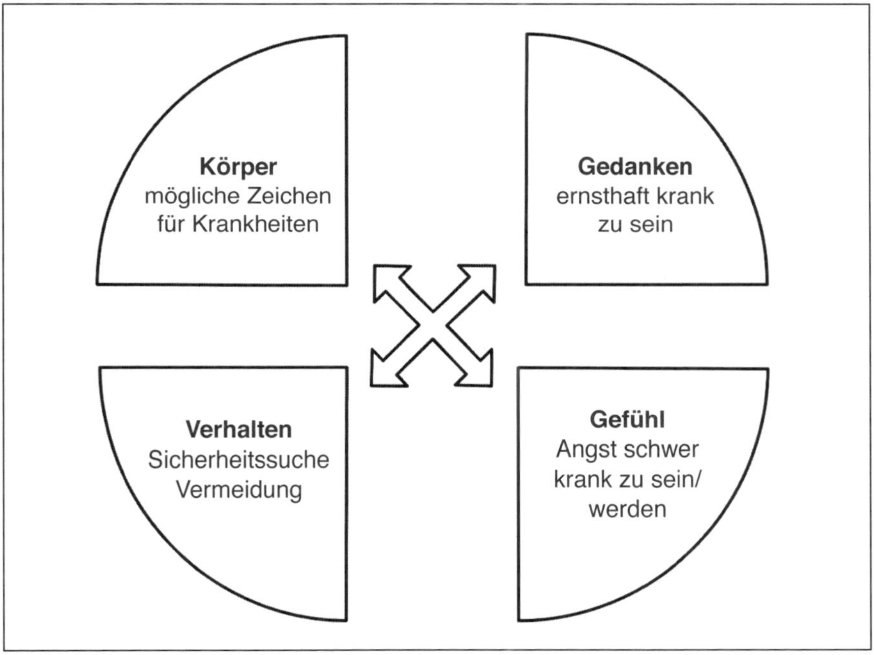

Abbildung 1: Beschreibung der Krankheitsangst auf vier Ebenen

Abbildung 1 veranschaulicht diese Anteile. Die Pfeile zeigen grob, dass die vier Bereiche miteinander in Wechselwirkung stehen und sich gegenseitig begünstigen können.

1.1.1 Typische Gedanken bei Hypochondrie: Krankheitsbefürchtung

„Es könnte etwas Schlimmes sein" ist ein ganz häufiger Gedanke krankheitsängstlicher Patienten. Zumeist bezieht sich diese Befürchtung auf eine körperliche Empfindung, die die Betroffenen haben. Patrick L. im oben genannten Fallbeispiel befürchtet beispielsweise immer dann, wenn er Schmerzen in der Darmregion hat, Darmkrebs zu haben.

Je bedrohlicher die angenommene Erkrankung ist, desto mehr Angst erleben die Menschen, diese zu haben. In einer eigenen Befragung von Hypochondriepatienten ergab sich, dass Krebs in seinen unterschiedlichsten Formen die am häufigsten befürchtete Krankheit ist. Aber auch die Gedanken, unter einer neurologischen Erkrankung zu leiden, wie z. B. die Amyotrophe Lateralsklerose (ALS), Multiple Sklerose oder Demenz, beobachten wir häufiger bei Betroffenen.

Mit den Krankheitsängsten verbunden sind oft weitere bedrohliche Gedanken. Schwer krank zu sein bedeutet für Hypochondriepatienten oft, dass es keine Heilungschancen mehr gibt, dass man bald versterben könnte, oder dass man mit schweren Einschränkungen zu leben hätte, wie z. B. nicht mehr sprechen oder gehen zu können.

Weil diese Gedanken so unangenehm sind, versuchen viele Betroffene, sie eher zu vermeiden. Oft entstehen dann Grübeleien aus einem inneren Abwägen, ob man nun krank sei oder nicht. So sind Hypochondriepatienten in den seltensten Fällen durchgehend voll und ganz davon überzeugt, schlimm krank zu sein.

Früher diagnostizierte man Hypochondrie nur dann, wenn die Betroffenen dachten, bereits von einer Krankheit betroffen zu sein. Mittlerweile bezeichnet man aber auch die Angst, ernsthaft krank zu werden, als Hypochondrie. Die Grenzen sind hier oft sehr fließend und Betroffene können sich manchmal selbst nicht festlegen, ob sie befürchten, krank zu werden oder krank zu sein.

Gedanken daran, eine Krankheit haben zu können, können bei jedem Menschen auftreten, sind aber auch belastend. Wir Menschen benötigen die Fähigkeit, unangenehme Gedanken ausreichend zu kontrollieren. Das kann bedeuten, geduldig ihr Verschwinden abzuwarten, sich auf andere Dinge des Lebens zu konzentrieren oder sich mit weiteren Gedanken nachhaltig zu beruhigen. Bei Patienten mit Hypochondrie gelingt diese gedankliche Regulation zunehmend schlechter. Vielmehr neigen sie dazu, sich durch andere Personen (v. a. Ärzte) oder Dinge (z. B. Informationen aus dem Internet) beruhigen zu lassen. Diesen für Krankheitsangst typischen Verhaltensweisen (vgl. Kapitel 1.1.4) kommt eine große Bedeutung zu.

1.1.2 Typische Körperempfindungen bei Hypochondrie: Passend zu Befürchtungen

Es gibt quasi keine körperliche Missempfindung, die es bei der Hypochondrie nicht gibt. Zumeist handelt es sich aber um typische (oder vermeintlich typische) Körpersymptome schwerwiegender Erkrankungen. Menschen, die Angst vor einem Gehirntumor haben, leiden unter Schwindel und Kopfschmerzen. Personen mit Angst vor Lungenkrebs haben Husten. Von Demenzangst Betroffene klagen über Erinnerungsstörungen. Auch ganz unspezifische Körperempfindungen, wie Erschöpfung, Kraftlosigkeit oder eine unruhige Verdauung können einen Anlass darstellen, sich über ihre Ursache zu sorgen.

Auch die Häufigkeit und Stärke des Auftretens der Beschwerden kann variieren: Ein Teil der Betroffenen beobachtet vorübergehende, wechselnde körperliche Veränderungen und dazwischen immer wieder Phasen von Beschwerdefreiheit. Bei anderen bestehen die körperlichen Beschwerden fast unverändert über eine längere Zeit. So kann bei einer akut auftretenden Sehstörung ein Schlaganfall befürchtet werden. Krankheitsängstliche mit der Befürchtung eine Herzerkrankung zu haben, leiden aber zum Beispiel seit mehreren Monaten unter einem Engegefühl in der Brust. Oft ist nicht eindeutig zu klären, was zuerst da war: die Krankheitsbefürchtung oder die passende körperliche Missempfindung. Nicht selten treten dann Gedanken und Missempfindungen auf, wenn man gerade etwas über die Krankheit gehört hat, z. B. ein Nachbar oder eine in den Medien bekannte Person daran erkrankt ist. So etwas entsteht durch ein Zusammenwirken von psychologischen und körperlichen Vorgängen. In diesem Ratgeber finden Sie mehrere Erklärungen zu diesen Mechanismen.

1.1.3 Wesentliches Gefühl bei Hypochondrie: Angst

Stellt man sich vor, schwer erkrankt zu sein, ist leicht nachvollziehbar, dass Angst das begleitende Gefühl dazu ist. Deshalb wird gemeinhin auch von Krankheitsangst gesprochen und Hypochondrie als Krankheitsangststörung bezeichnet (vgl. Kasten unten). Betroffene erleben Ängste vor den Folgen schwerer/unheilbarer Erkrankungen, vor dem Tod und dem Sterben, oder vor einer erheblichen Einschränkung im Leben.

Verständlicherweise sind damit auch noch andere negative Gefühle verbunden: Betroffene fühlen sich hilflos bei der Vorstellung, es könne so kommen, wie befürchtet. Man fühlt sich traurig bei dem Gedanken, vielleicht bald gar nicht mehr zu leben oder stark körperlich eingeschränkt zu sein. Mitunter fühlen Personen auch Ärger oder Wut gegenüber Angehörigen oder Ärzten, die den „Ernst der Lage“ nicht ernst zu nehmen scheinen und angemessene Unterstützung verweigern.

Merke: Was ist der Unterschied zwischen Krankheitsangst und Hypochondrie?

Krankheitsangst wird als Kernsymptom der Hypochondrie gesehen. Gemeint ist mit Krankheitsangst die Angst, ernsthaft körperlich erkrankt zu sein. Während Hypochondrie die psychische Störung bezeichnet (also die Diagnose), kann Krankheitsangst mehr oder weniger schwer ausgeprägt sein (im Sinne einer Eigenschaft/eines Kontinuums). Es wird davon ausgegangen, dass ein gewisses Maß an Krankheitsangst normal, gesund und lebenserhaltend ist: Jemand, der sich gar keine Gedanken um seine körperlichen Vorgänge und die eigene Gesundheit macht, übersieht womöglich jahrelang Krankheitszeichen, verpasst Vorsorgeuntersuchungen und könnte sich damit ernsthaft schaden. Mit dem Wort „Krankheitsangststörung“ ist dann zumeist das Störungsbild der Hypochondrie gemeint.

1.1.4 Typisches Verhalten bei Hypochondrie: Sicherheitssuche und Vermeidung

Es gibt eine Reihe von Verhaltensweisen, die Krankheitsängstliche unternehmen, um möglichst wenig unter den oben beschriebenen Gedanken und Ängsten zu leiden. Das Naheliegendste ist selbstverständlich, sich mit seinen Befürchtungen an einen Fachmann zu wenden: Das ist in der Regel ein Haus- oder Facharzt, der entsprechende körperliche Untersuchungen durchführt. Idealerweise kann dieser keinen pathologischen Befund entdecken und spricht dann die entsprechende Rückversicherung aus („Machen Sie sich keine Sorgen, Sie haben keinen Darmkrebs“). Dies wirkt für Betroffene natürlich sehr erleichternd.

Geschieht dies einmal, gehört dies zu einem gesunden Prozess vorübergehender Krankheitsängste. Bei einer ausgeprägten Hypochondrie kommen die Befürchtungen trotz einer solchen Rückversicherung aber immer wieder. Und auch, wenn die ärztliche Rückversicherung nur ein paar Tage oder Wochen zu einer Beruhigung führt, bekommt sie eine zunehmende Wichtigkeit für Krankheitsängstliche. Im eingangs genannten Fallbeispiel ließ Patrick L. in vier Monaten vierzehn verschiedene Untersuchungen durchführen.

Gerade bei Personen, die sehr häufig und wiederholt ärztliche Rückversicherung suchen, lässt sich beobachten, dass sie ihr Vertrauen in den eigenen Körper und die eigenen Bewältigungsmöglichkeiten zunehmend verlieren. Zudem können häufige Arztbesuche auch sehr zeitintensiv sein – Zeit, die befriedigenden Alltagsaktivitäten entsprechend weniger zur Verfügung steht.

Ausgehend von der Annahme unter einer schweren Krankheit zu leiden, ist es auch nachvollziehbar, dass die Betroffenen über verschiedene Wege versuchen, Gewissheit zu erhalten (vgl. Kasten für Beispiele). Ebenso tragen die Krankheitsängste dazu bei, dass Situationen oder auch Aktivitäten vermieden werden, von denen angenommen wird, dass sie den eigenen Zustand noch verschlimmern könnten.

Häufige Beispiele für Sicherheitssuche und Vermeidung

Sicherheitssuche:

- zum Arzt gehen
- den Arzt auf eine besondere Untersuchung drängen, z. B. Röntgen, Darmspiegelung
- eine nahestehende Person um Rückversicherung bitten (z. B. „Denkst du wirklich, ich brauche mir keine Sorgen zu machen?“)
- Selbstuntersuchungen, z. B. Abtasten, Betrachten des Stuhlganges, Selbsttests zur Koordination oder Merkfähigkeit, häufiges Blutdruckmessen
- Informationssuche im Internet

Vermeidung:

- Arztbesuche! (aus Angst, die Befürchtung könne bestätigt werden)
- Krankenbesuche bei Verwandten, Freunden, Bekannten

- Krankenhäuser und Friedhöfe
- andere Situationen, die individuell an Krankheit und Tod erinnern (z. B. entsprechende Spielfilme, Gesundheitssendungen, Todesanzeigen)
- körperliche Aktivitäten (bei der Angst, durch Beanspruchung den Zustand zu verschlimmern oder sich hierdurch lebensbedrohlichen Risiken auszusetzen)

1.1.5 Diagnose einer Hypochondrie

Weltweit bedeutsam sind vor allem zwei Klassifikationssysteme, in denen psychische Störungen definiert werden. Das für die deutsche Krankenversorgung relevante System nennt sich ICD-10 (abgekürzt für International Classification of Diseases). Die psychischen Störungen befinden sich im Kapitel F. Das ICD-10 wird von der Weltgesundheitsorganisation WHO herausgeben (Dilling & Freyberger, 2013). Ein weiteres, vor allem in der Wissenschaft genutztes System wird mit DSM-5 (Diagnostisches und Statistisches Manual Psychischer Störungen) bezeichnet und von dem Verband Amerikanischer Psychiater (American Psychiatric Association, 2015) herausgegeben. Im Anhang finden Sie einen Verweis auf die jeweiligen Bücher für das Kapitel F des ICD-10 sowie das DSM-5.

Beschreibungen bzw. Definitionen der Störungsbilder mit klinisch relevanter Krankheitsangst finden sich in beiden Werken. Im ICD-10 wird sie „hypochondrische Störung“ genannt und mit dem Kürzel „F45.20“ versehen. Das DSM-5 unterscheidet bei anhaltenden und stark ausgeprägten Ängsten bzgl. Krankheiten zwei Unterformen, je nachdem wie intensiv und anhaltend die körperlichen Beschwerden bestehen: Von der „Somatischen Belastungsstörung (F45.1)“ wird gesprochen, wenn länger andauernde Körperbeschwerden mit Krankheitsängsten einhergehen. Die Diagnose „Krankheitsangststörung (F45.21)“ betont demgegenüber die Beschäftigung mit den ausgeprägten Ängsten hinsichtlich des eigenen Gesundheitszustands, während körperliche Symptome nicht oder nur in geringer Intensität bestehen.

Ein einfacher Selbsttest zur Frage, ob Sie von Krankheitsangst bzw. Hypochondrie betroffen sind, steht Ihnen mit dem Arbeitsblatt 1 im Anhang (vgl. S. 79) zu Verfügung.

Auch wenn sich die diagnostischen Definitionen ein wenig unterscheiden, betonen sie doch einheitlich die Kernmerkmale klinisch relevanter Krankheitsangst. Im Folgenden finden sie deshalb eine verallgemeinerte, etwas vereinfachte Formulierung zur Diagnose einer Hypochondrie.

Kernpunkte der Diagnose einer Hypochondrie

Folgende Merkmale sollten vorhanden sein, wenn Hypochondrie als Diagnose vergeben wird:

1. Übermäßige Beschäftigung mit der Angst oder Überzeugung, eine ernsthafte Krankheit zu haben oder zu bekommen.
2. Die Beschäftigung mit den Krankheitsängsten bleibt auch dann bestehen, wenn eine angemessene medizinische Abklärung und Rückversicherung durch den Arzt erfolgt ist.
3. Krankheitsängste zeigen sich deutlich in spezifischen Gedanken und/oder Verhaltensweisen: Betroffene denken viel nach über das Vorhandensein ernster Erkrankungen und die Bedeutung körperlicher Missempfindungen. Sie setzen Verhaltensweisen zur Rückversicherung, Selbstkontrolle und Informationssuche ein, um ein Sicherheitsgefühl für das Nicht-Vorhandensein der befürchteten Krankheit zu erlangen. Oder sie vermeiden Situationen und Aktivitäten, weil sie befürchten, dass Ängste oder Missempfindungen dadurch verstärkt würden.
4. Die Krankheitsängste verursachen in klinisch bedeutsamer Weise Leiden oder Beeinträchtigungen in sozialen, beruflichen oder anderen wichtigen Lebensbereichen.
5. Die Krankheitsängste bestehen für mindestens sechs Monate.
6. Die Krankheitsängste werden nicht besser durch eine andere psychische Störung erklärt.

Die Diagnostik psychischer Störungen, auch die der Hypochondrie, ist komplexer als hier dargestellt. Üblicherweise sollten Diagnosen mithilfe eines ausführlichen klinischen Interviews vergeben werden, das von geschulten Fachpersonen (Psychologen oder Ärzten) durchgeführt wird.

Im Zusammenhang mit der Definition der Hypochondrie als psychische Störung findet sich häufig auch der Begriff der *somatoformen Störung*. Somatoforme Störungen bezeichnet eine Gruppe verschiedener psychischer Störungen, deren Gemeinsamkeit das „Leiden unter körperlichen Beschwerden ohne ausreichende organische Ursache“ ist. Die Hypochondrie ist ein Krankheitsbild unter vielen in der Gruppe der somatoformen Störungen. Andere somatoforme Störungen sind z. B. die chronische Schmerzstörung oder die sogenannte Somatisierungsstörung.

1.1.6 Andere mögliche psychische Störungen in Zusammenhang mit Krankheitsängsten

Wenngleich die Hypochondrie die wesentliche Diagnose für ausgeprägte Krankheitsängste ist, können diese auch bei einer Reihe anderer psychischer Störungen auftreten. Wir empfehlen hier die entsprechenden Ratgeber der vorliegenden Buchreihe.

Treten Krankheitssorgen immer dann auf, wenn Personen gleichzeitig unter niedergeschlagener Stimmung, Interessenverlust und Mangel an Energie leiden, bestehen sie möglicherweise im Rahmen einer *depressiven Störung*. Von Depressionen Betroffene neigen häufig zu Grübeln und der Neigung, „immer das Schlimmste“ anzunehmen. Hypochondrische Ängste sind dann nur ein Beispiel dieser depressionsspezifischen Gedanken. Depressionen sind die häufigsten psychischen Störungen in unserem Kulturkreis. Von Fachpersonen ist deshalb zu prüfen, ob beide psychische Störungen vorliegen oder es sich ausschließlich um eine Depression handelt. Weitere Informationen über depressive Erkrankungen finden Sie bei Hautzinger (2006), über mehrjährig andauernde depressive Störungen auch bei Wolkenstein und Hautzinger (2015).

Ähnlich verhält es sich bei einer psychischen Störung, die dann vorliegt, wenn Betroffene sich über viele unterschiedliche Dinge sorgen. Bei der sogenannten *Generalisierten Angststörung* kreisen die Gedanken häufig darum, dass Nahestehenden oder einem selbst etwas Schlimmes passieren könnte, man z. B. Opfer eines Terroranschlags oder eines Verkehrsunfalls werden oder man verarmen könnte. Ist die Angst, schwer krank zu sein, nur ein nachrangiges von mehreren Sorgenthemen, wird eine Generalisierte

Angststörung diagnostiziert. Betroffenen und Angehörigen sei der Ratgeber von Hoyer, Beesdo-Baum und Becker (2016) empfohlen.

Während Hypochondrie stets die Angst umschreibt, man selbst könne schwer erkrankt sein, geht es bei der sogenannten *Stellvertreter-Hypochondrie* (oder Hypochondrie by proxy) darum, dass Nahestehende erkrankt sind oder erkranken könnten. In der Regel sind besorgte Eltern betroffen, die um die Gesundheit ihrer Kinder fürchten. So werden dann die Kinder weit häufiger als notwendig dem Kinderarzt vorgestellt, es gelten strenge Hygienevorschriften, und an Stelle des eigenen Körpers werden dann die Haut, der Bauch oder die Ausscheidungen des Kindes regelmäßig von der Mutter untersucht. Stellvertreter-Hypochondrie lässt sich nicht eindeutig einer psychischen Störung zuordnen, hier sind verschiedene Möglichkeiten zu erwägen. Aber das Syndrom kann zu erheblicher Funktionseinschränkung und Alltagsbeeinträchtigung führen, sodass eine Psychotherapie angezeigt ist.

Liegen Befürchtungen vor, sich mit Krankheitserregern zu infizieren und steht dabei im Vordergrund, möglichst viel zu unternehmen, um die Erreger von sich abzuwehren, geht es vermutlich eher um eine *Zwangsstörung*, genauer gesagt um einen Wasch- bzw. Reinigungszwang. Kernmerkmal sind hier ausgeprägte Rituale zur Reinigung und Desinfektion des eigenen Körpers, der Kleidung oder der Wohnung. Nähere Informationen über die Zwangsstörung finden Sie bei Reinecker (2006).

Auch bei der *Blut-, Spritzen- und Verletzungsphobie* geht es Betroffenen um die Angst, dass sich ein solcher Vorfall in der Zukunft ereignen könnte. Es wird nicht so sehr eine Krankheit, sondern vielmehr eine Situation befürchtet, in der man Blut oder Verletzungen sehen könnte. Diagnostiziert wird in diesem Fall eine Spezifische Phobie. Das Buch „Angst vor Blut und Spritzen“ von Schienle und Leutgeb (2014) kann hier weiterhelfen.

Die Unterscheidung von Hypochondrie und der sogenannten *Panikstörung* ist unter Umständen etwas spitzfindig: Kernmerkmal der Panikstörung sind Panikattacken, während derer in kurzer Zeit Symptome einer starken Stressreaktion auftreten. Panikpatienten erleben also ein schnelles Ansteigen von Symptomen wie schneller Pulsschlag, Atemnot, Schweißausbrüche, Benommenheit, Schwindel und vieles mehr. Von der Panikstörung Betroffene können Krankheitsbefürchtungen haben, die sich auf einen akuten körperlichen Vorfall (zumeist Herzinfarkt oder Schlaganfall), nicht aber auf eine Krankheit beziehen. Da auch bei der Hypochondrie manchmal Panikattacken auftreten, ist die Entscheidung hier noch mehr als ohnehin geschultem Fachpersonal zu überlassen. An der Panikstörung Interessierte finden bei Heinrichs (2007) Lesematerial.

Verschiedentlich liest man, dass Hypochonder fest davon überzeugt seien, ernsthaft krank zu sein. Streng genommen ist dies nicht korrekt: Personen, die felsenfest und unverrückbar davon überzeugt sind, krank zu sein, bei denen von medizinischer Seite dafür jedoch kein Grund besteht, leiden eher unter einem *hypochondrischen Wahn*. Zeichen für das Vorliegen eines Wahns wäre, wenn selbst eine ausführliche medizinisch-diagnostische Untersuchung auch kurzfristig zu keinerlei Verminderung der Ängste führt. Unter einem Wahn versteht man allgemein eine unkorrigierbare Fehlbeurteilung der Wirklichkeit.

Zuletzt könnten selbstverständlich hypochondrische Sorgen auch dann auftreten, wenn Personen von einer ernsthaften Krankheit betroffen sind oder waren. Jemand, der einen Herzinfarkt hat, befürchtet, dass ein weiterer auftreten könnte. Menschen, die eine Krebserkrankung erlitten haben, machen sich begründete Sorgen, dass wieder Tumore entstehen könnten. Diese Probleme können als Hypochondrie diagnostiziert werden, wenn die Krankheit z. B. schon jahrelang zurückliegt. Mitunter spricht man hier auch von *Progredienzangst*, also der Angst vor dem Fortschreiten einer Krankheit. Diese Ängste werden in der Regel nicht als psychische Störungen im eigentlichen Sinne diagnostiziert. Nichtsdestotrotz besteht bei ausgeprägten Sorgen und Verhaltensweisen sehr wohl die Indikation für eine Psychotherapie. Die meisten Informationen in diesem Ratgeber lassen sich auch für Betroffene anwenden, die körperlich ernsthaft krank waren oder sind.

1.2 Wer ist davon betroffen?

Die Frage, wie häufig Krankheitsangst in der deutschsprachigen Bevölkerung vorkommt, lässt sich je nach Definition und Blickwinkel mit „fast jeder“ oder „weniger als ein halbes Prozent“ beantworten.

Merke:

Krankheitsangst erlebt fast jeder einmal.

Zunächst ist wichtig festzuhalten, dass Krankheitsängste bei fast jedem Menschen auftreten können. Ein möglicher Auslöser wäre zum Beispiel, wenn man miterlebt, wie ein vertrauter oder berühmter Mensch an einer schweren Krankheit leidet oder verstirbt. Natürlich wünscht man sich dann, dass es einen selbst nie so schlimm erwischen wird. Je nach Persönlichkeit können damit aber Ängste auftreten, dass es tatsächlich einmal so kommen könnte. Denn leider entschläft kaum ein Mensch mit einhundert Jahren einfach so und wacht nie mehr auf – auch wenn sich das einige vage so vorstellen und alle so wünschen. Zum anderen kommt es immer wieder einmal vor, dass sich im Körper schwer deutbare Empfindungen ereignen: Zucken, Schmerzen, Brennen und Druckgefühle in bestimmten Körperregionen sind auch in einem gesunden Körper eher die Regel als die Ausnahme. Bei den meisten dieser Empfindungen ist es das Beste, sie einfach zu ignorieren und dann verschwinden sie nach Stunden oder Tagen von allein wieder. Aber natürlich könnte es sich auch um Krankheitszeichen handeln und je nach allgemeiner Belastungssituation, individueller Grundängstlichkeit oder Informationen der Medien werden die Beschwerden fokussiert, als bedrohlich bewertet und von Ärzten untersucht. Auch das kann zunächst einmal ein harmloser Vorgang bleiben, solange er sich nicht monate- oder jahrelang hinzieht.

Verschiedene wissenschaftliche Untersuchungen weisen darauf hin, dass das Vollbild einer Hypochondrie jedoch gar nicht so häufig ausgeprägt ist. In Deutschland leiden vermutlich nur etwa 0,5 % unter einer diagnostizierbaren Hypochondrie, derzeit damit also rund 400.000 Menschen. Möglicherweise wird die Zahl allerdings etwas unterschätzt, denn es gibt weltweit nur wenige Studien zur Häufigkeit der Hypochondrie.

Ein häufiges Klischee zur Hypochondrie ist, dass es sich dabei um eine typische Männerkrankheit handelt. Das liegt möglicherweise daran, dass alle prominenten Vertreter von Hypochondern männlich sind. Bereits Argan, die Hauptfigur aus Molières Schauspiel „Der eingebildete Kranke“, war männlich. Der bekannteste selbsterklärte Hypochonder ist wohl Woody Allen, der neben seiner humorvollen Bekennung zur Hypochondrie auch weitere Ängste und Zwänge sehr lebendig verkörpert. Auch der deutsche Entertainer Harald Schmidt ließ sich lange als Hypochonder einordnen, auch wenn er selbst in einem Interview einmal klarstellte, das nie „wirklich“ gewesen zu sein. Entgegen dem Klischee zeigen die Forschungsdaten aber recht deutlich, dass Männer und Frauen etwa gleich häufig davon betroffen sind.

Wenn die Krankheitsängste ausgeprägt sind, kann dies zu stark beeinträchtigenden Folgen führen: Personen sind so von Angst und Beschwerden gefangen genommen, dass sie am Arbeitsplatz nicht mehr belastbar sind und sich von der Familie und von Freizeitaktivitäten zurückziehen. Versuchen sie es dennoch, sind sie unkonzentriert oder die ängstliche Stimmung will einfach nicht weggehen. In diesem Fall ist leicht vorstellbar, dass es in der Folge zusätzlich noch zu einer depressiven Störung kommen kann. Das Risiko, neben der Diagnose einer Hypochondrie auch noch eine depressive Störung zu haben, liegt bei Patienten, die sich in psychotherapeutischer Behandlung befinden, bei etwa 50 Prozent.

1.3 Wie entwickeln sich unbehandelte Krankheitsängste?

Es kann nicht oft genug betont werden, dass Krankheitsängste ganz normale Phänomene sind, die jeder Mensch im Verlauf seines Lebens üblicherweise erlebt. Oft gehen sie von selbst wieder weg, da sich auch das körperliche Befinden verbessert oder man nach der medizinischen Abklärung und der Rückversicherung des Arztes, dass es keinen Anlass zur Sorge gibt, ausreichend beruhigt ist.

Handelt es sich tatsächlich um ein Vollbild der Hypochondrie im Sinne der Kriterien unter Kapitel 1.1.5, d.h. die Krankheitsangst tritt quasi täglich über mindestens ein halbes Jahr auf, und die Ängste bleiben bestehen, obwohl Ärzte nach sorgfältiger Diagnostik eine Unbedenklichkeitsversicherung abgegeben haben, geht diese selten vollständig wieder „von allein" weg. Je nach Schweregrad, bisheriger Dauer der Hypochondrie und anderen Belastungsfaktoren ist es möglich, diese durch eigenes Zutun (vgl. dazu Kapitel 3) zu überwinden. In vielen Fällen ist aber eine professionelle Behandlung, d.h. eine Psychotherapie, angebracht.

1.4 Wie wirkt Hypochondrie auf andere?

Wirklichen „Hypochondern" merkt man ihr Problem häufig gar nicht an. Viele der vorgenannten Charakteristika lassen sich von außen nicht so klar feststellen. Gedanken und Gefühle, die mit lebensbedrohlichen Erkrankungen zu tun haben, sind verständlicherweise extrem unangenehm, und die meisten

Betroffenen vermeiden es, darüber zu sprechen. Bei einigen Krankheitsängstlichen ist das Thema sogar so aversiv, dass sie es vor sich selbst kaum zugeben können, diese Befürchtungen zu haben. Hier hat es sich gezeigt, dass das Sprechen über den Körper (z. B. „Meine Hand zuckt neuerdings so seltsam") offenbar weniger belastend ist als das Benennen der Ängste, die damit verbunden sind („Ich habe Angst, ich könnte die Nervenkrankheit haben, über die im Fernsehen berichtet wurde"). Dies hat vermutlich mit zum Klischee des „ewig über den Körper jammernden Hypochonders" beigetragen.

Von außen sichtbare Merkmale sind deshalb am ehesten das Klagen über körperliche Missempfindungen sowie die Verhaltensweisen zur Sicherheitssuche: Der Betroffene geht häufig zum Arzt, lässt wiederholt die gleiche Untersuchung über sich ergehen, die Rückmeldung, dass nichts vorliegt, führt zu einer sichtbaren Stimmungsaufhellung, Nahestehende werden gefragt, ob bestimmte Körperempfindungen Anzeichen für etwas Schlimmes sind oder nicht u. Ä.

Ein typischer Dialog zwischen der krankheitsängstlichen Frau A. und ihrem Partner Herrn B. könnte also folgendermaßen aussehen:

Beispieldialog

A: Jetzt ist mir schon wieder so schwindelig. Dieser Drehschwindel, der letzte Woche auch in der Reportage vorkam. Das ist doch nicht mehr normal.
B: Mach dir keine Gedanken.
A: Wenn das mal so leicht wäre. Das dreht sich so heftig in meinem Kopf.
B: Beruhig dich erst einmal wieder, dann wird der Schwindel besser.
A: Das hab ich auch schon oft gedacht, aber der wird dann nicht besser. Das kann jetzt Stunden so gehen. Und wenn doch was ist?
B: Was meinst du denn damit?
A: Na, was Schlimmes.
B: Schlimmes?
A: Na, was Bösartiges?
B: Krebs?
A: Erinnerst du dich noch an unsere Nachbarin, vor ein paar Jahren? Die ist ganz plötzlich tot umgefallen. Gehirntumor. Ich geh morgen zu Doktor Müller.

2 Wie entsteht eine Hypochondrie und warum geht sie nicht von allein weg?

Es gibt viele verschiedene Gründe, dass es zu einer Hypochondrie kommen kann. Und wie bei allen psychischen Störungen kann man nur schwer erklären, warum der eine Mensch unter starken Krankheitsängsten leidet und der andere nicht. Das einzige, was man mit Sicherheit sagen kann, ist, dass es immer ein Zusammenwirken mehrerer Gründe ist, warum jemand eine Hypochondrie entwickelt.

Bei der Frage nach den Entstehungsfaktoren ist es sinnvoll, drei Phasen der Entstehung voneinander zu unterscheiden:

1. *Risikofaktoren:* Grundlegende Aspekte, die es begünstigen, dass jemand eine Hypochondrie bekommen kann.
2. *Auslösefaktoren:* Bei vorhandenen Risikofaktoren kann es dann bei bestimmten Auslösefaktoren zu einem „Ausbruch" der Krankheitsangst kommen.
3. *Aufrechterhaltende Faktoren:* Diese Punkte sind dafür entscheidend, dass die Krankheitsangst nicht wieder von allein verschwindet, sondern sich die Problematik immer weiter verstärkt.

2.1 Risikofaktoren für die Entstehung von Krankheitsangst

Es wird vermutet, dass schlechte Kindheitserfahrungen (z. B. Gewalt, Grenzüberschreitung, Vernachlässigung) zur Entwicklung vieler psychischer Störungen beitragen. Dies scheint auch für die Hypochondrie zu gelten.

Weiterhin gibt es verschiedene Hinweise darauf, dass Hypochondriepatienten einen eher ängstlich-nervösen Persönlichkeitsstil haben, der vermutlich bereits vor dem ersten Auftreten der Krankheitsangst vorlag. Dieser Persönlichkeitsstil kann in einer angstbegünstigenden Erziehung begründet sein: Zum Beispiel wuchsen manche Kinder in Bedingungen auf, in denen wenig Sicherheit vermittelt wurde. Es gab sozusagen schon früh begründete Anlässe sich zu ängstigen. Eine andere Möglichkeit ist, dass auch die

Eltern bereits sehr ängstlich waren und dies an ihre Kinder weitergegeben haben.

In einer Untersuchung beschreiben Krankheitsängstliche, dass ihre Eltern körperlichen Empfindungen (ihren eigenen oder denen der Kinder) vermehrt Aufmerksamkeit geschenkt hätten. So erhielten zum Beispiel die Patienten früher als Kinder viel Beachtung und Unterstützung, wenn sie Bauchschmerzen hatten.

Zur Frage, ob Hypochondrie vielleicht auch erblich ist, gibt es nur ein paar einzelne Studien. Diese deuten aber alle darauf hin, dass Hypochondrie an sich vermutlich nicht vererbt wird. Denkbar ist aber eine genetische Basis für einzelne Risikofaktoren, wie z. B. ein ängstlich-vermeidendes Temperament.

Darüber hinaus finden sich Hinweise, dass schlechte Erfahrungen mit Krankheiten einen prägenden Einfluss hinterlassen können. So können einige Patienten mit Hypochondrie recht dramatische Geschichten über ihre Vergangenheit erzählen. Insgesamt berichten viele Personen mit Hypochondrie, bereits in Kindheit, Jugend oder Erwachsenenalter Erfahrungen mit schwerer körperlicher Krankheit oder dem Tod von nahestehenden Personen gemacht zu haben. Beispiele dazu finden Sie im folgenden Kasten.

Beispiele für negative Erfahrungen mit Krankheiten von Hypochondriepatienten

Folgende Ereignisse sind von Menschen mit Hypochondrie berichtet worden, als sie nach ihren Erklärungen für die Krankheitsangst gefragt wurden:

- Eine schwere Krankheit wurde fälschlicherweise diagnostiziert, d. h. ein Betroffener dachte wochenlang, es sei bei ihm Krebs entdeckt worden, was schließlich nicht stimmte.
- Eine Patientin berichtete, monatelang Malaria gehabt zu haben, was die Ärzte lange nicht entdeckt und dann erst „im letzten Moment“ festgestellt hätten.
- Ein junger Krankheitsängstlicher beschrieb, er und seine Familie hätten ein ganzes Jahr „mehr oder weniger“ im Krankenhaus verbringen müssen, weil seinem Bruder eine Lunge transplantiert worden sei.

- Eine Frau mit Krebsangst hatte lange ihre beste Freundin begleitet, die im Alter von dreißig Jahren Brustkrebs entwickelte und schließlich daran verstarb.
- Ein 55-jähriger Hypochondriepatient dachte nur ungern daran, dass vor Jahren ein Bekannter neben ihm auf der Skipiste einen tödlichen Herzinfarkt erlitten hatte.
- Eine Krankheitsängstliche erinnert sich noch verschwommen daran, dass sie bereits als Fünfjährige Angst vor Krebs entwickelte, weil ein Nachbarskind Leukämie hatte. Selbst habe sie dieses Kind nur selten gesehen, aber die Erwachsenen hätten ihr viel darüber erzählt.

Nicht jeder Betroffene kann derartige Geschichten erzählen. Aber vermutlich ist nachvollziehbar, dass Menschen, die eines der obigen Ereignisse miterlebt haben, häufiger an den Körper und mögliche Krankheiten denken und vermutlich auch eher schlimmere Dinge befürchten, als Menschen, denen Krankheit und Tod noch nie nah begegnet sind.

Folge dieser genannten Erfahrungen ist es wahrscheinlich wiederum, dass Menschen mit Krankheitsangst schon früh gelernt haben, ihren Körper verstärkt zu beobachten und eher zu negativeren Bewertungen körperlicher Vorgänge neigen als Gesunde. Ein zentrales Erklärungsmodell für Hypochondrie hält dies für die entscheidenden Punkte, und auch hierfür finden sich einzelne Belege.

Fazit: Zusammenfassend finden sich also folgende mögliche Risikofaktoren:

- Erfahrungen von Gewalt, Missbrauch und Vernachlässigung in der Kindheit
- Ängstlichkeit der Eltern
- Eltern schenken körperlichen Empfindungen überhöhte Aufmerksamkeit
- ängstlich-nervöse Persönlichkeit der Betroffenen
- negative Erfahrungen mit Krankheit und Tod
- Betroffene neigen dazu, körperliche Vorgänge stärker zu beobachten,
- Betroffene neigen stärker dazu, eher bedrohlichere Annahmen über Körpervorgänge zu haben

Alle genannten Faktoren wurden mit einzelnen Studien belegt. Dennoch sind sie mit Vorsicht zu betrachten, weil es sich hier um keine breite wissenschaftliche Basis handelt. Letztlich können sehr unterschiedliche Ereignisse und Bedingungen das Risiko zur Ausbildung von Krankheitsängsten erhöhen.

2.2 Auslösende Faktoren für Krankheitsangst

Befragt man Hypochondriepatienten dazu, was sich in ihrem Leben zu dem Zeitpunkt ereignete, als die Krankheitsängste sich zum ersten Mal stark zeigten, so beschreiben viele Betroffene Ereignisse, die als besonders belastend wahrgenommen wurden.

Dies können einerseits Erfahrungen mit Krankheit sein, wie sie bereits im vorangegangenen Abschnitt beschrieben wurden. Auch plötzliche, unerwartete und starke körperliche Veränderungen, die mit Panikgefühlen einhergehen, können eine solche Auslösesituation darstellen. Andererseits handelt es sich bei den Auslösefaktoren mitunter auch um Belastungen, die zunächst nichts mit Krankheit zu tun haben: Eine Person verliert ihre Arbeitsstelle oder sieht sich den Anforderungen ihres neuen Jobs nicht gewachsen, eine Studentin macht sich große Sorgen, ob sie das baldige Examen besteht, eine langjährige Partnerschaft geht auseinander. In derartigen Phasen gelingt es häufig nicht mehr, sich engagiert und konstruktiv mit Krankheitsideen und körperlichen Empfindungen auseinanderzusetzen, da allgemein weniger „Abwehrkräfte" zu Verfügung stehen. So kann unter Umständen aus einer krankheitsängstlichen Veranlagung eine Hypochondrie werden.

2.3 Aufrechterhaltende Faktoren für Krankheitsangst

Für die Frage, wie ein psychisches Problem wieder weggeht, ist es ganz entscheidend, sich die aufrechterhaltenden Faktoren anzuschauen. Hier sind die einfachsten, und, zumindest nach gegenwärtigem Forschungsstand, die besten Ansatzpunkte für eine Behandlung.

Weil die Veränderung der aufrechterhaltenden Faktoren sehr wichtig für die Verminderung der Krankheitsangst ist, werden diese Möglichkeiten umfassend im Kapitel 3.1 beschrieben. Dort finden Sie auch zahlreiche Beispiele und Übungen zu ihrer Veranschaulichung. In diesem Abschnitt wird deshalb nur eine prägnante Zusammenfassung der aufrechterhaltenden Faktoren aufgeführt.

Für die Hypochondrie ist das sogenannte „Modell der somatosensorischen Verstärkung" am besten untersucht. Gemäß dieser Theorie neigen Krankheitsängstliche dazu, ihren Körper verstärkt zu beobachten und körperliche Empfindungen eher als etwas Bedrohliches zu deuten. Durch die starke Selbstbeobachtung werden auch kleinere körperliche Empfindungen wahrgenommen. Diese stützen wiederum die Annahme, dass mit dem Körper etwas nicht in Ordnung sei. Dadurch konzentriert man sich noch stärker auf die körperlichen Vorgänge, was zu weiteren Hinweisen führt, dass man krank sein könnte usw. In den Kapitel 3.1.4 bis 3.1.7 finden Sie eine sehr ausführliche Beschreibung der somatosensorischen Verstärkung, zusammen mit einigen Übungen zum Experimentieren mit diesen Effekten.

Neben den gedanklichen Vorgängen sind die typischen Verhaltensweisen bei Krankheitsangst ganz entscheidend dafür, dass die Angst nicht „von allein" wieder weggeht. Bereits oben beschrieben wurde die sogenannte Sicherheitssuche, d. h. Dinge, die Betroffene unternehmen, um sich etwas weniger krank zu fühlen. Häufige Beispiele sind das Konsultieren von Ärzten, die Selbstuntersuchung des Körpers, das Sprechen über Körperempfindungen mit anderen und die Recherche zu Körper und Krankheiten, z. B. im Internet. Dadurch, dass man diese Sicherheitssuche immer wieder ausführt, kann man nicht lernen, Ängste anders zu regulieren, und sie werden ebenfalls durch einen Teufelskreis-Effekt immer stärker. Details zur Wirkung der Sicherheitssuche und ihrer Veränderung finden Sie im Kapitel 3.1.11.

Wesentliche aufrechterhaltende Mechanismen der Krankheitsangst

Die wesentlichen aufrechterhaltenden Mechanismen sind:
- eine Aufmerksamkeit auf den Körper,
- eine Tendenz, eher bedrohliche Annahmen über den Körper zu haben,
- Sicherheitssuche zur kurzfristigen Verringerung der Krankheitsängste.

Es handelt sich hier um wichtige und recht komplexe Aspekte. Um diese möglichst gut zu verstehen, empfehlen wir die gründliche Beschäftigung mit Kapitel 3.1. Dort finden Sie eine Anleitung zur Selbsthilfe.

3 Was kann man gegen eine Hypochondrie tun?

3.1 Anleitung zur Selbsthilfe

Sie finden im Folgenden eine ausführlichere Darstellung davon, was in einer Psychotherapie passiert. Die beschriebene Therapieform nennt sich kognitive Verhaltenstherapie und hat sich in zahlreichen wissenschaftlichen Studien als eindeutig erfolgreich erwiesen. Bei der Hypochondrie gilt sie als Therapie der Wahl. Sie bezieht sich klar auf die Bewältigung der Krankheitsängste. Die meisten dieser Therapieelemente werden so beschrieben, dass Sie sie selbst ausprobieren können. Auch Angehörigen von Betroffenen sei empfohlen, davon möglichst viel auszuprobieren und die Übungsblätter für sich selbst auszufüllen. Dadurch können Sie verstehen, dass es sich bei der Hypochondrie um ein nachvollziehbares Phänomen handelt, welches durch verschiedene Regulationsmechanismen zu einer unangenehmen psychischen Störung werden kann.

Je aktiver Sie mitmachen, desto mehr werden Sie von dieser Anleitung profitieren. Die im Anhang enthaltenen Arbeitsblätter (vgl. S. 79–93) bauen aufeinander auf, eine vollständige Bearbeitung ist ratsam. Allerdings erfordert eine konsequente Beschäftigung mit diesen Materialien Zeit, Konzentration und auch ein wenig Mut.

Selbstverständlich ist es auch bereits sehr hilfreich, sich anhand des Textes erst einmal einen Überblick zu verschaffen. Sie erhalten so eine Idee davon, was in einer modernen Psychotherapie der Krankheitsangst in etwa geschieht (und was nicht). Bei einer deutlich ausgeprägten Hypochondrie genügt es zumeist allerdings nicht, sich ausschließlich mit dieser Selbsthilfeanleitung zu beschäftigen.

3.1.1 Benennen Sie das Problem!

Was vielleicht zunächst einmal selbstverständlich klingt, ist es bei genauem Hinsehen nicht mehr: Es ist wichtig, das eigentliche Problem beim Namen zu nennen. Denn viele Betroffene beschreiben das Problem, unter dem sie leiden, nicht als Krankheitsangst bzw. Hypochondrie. In der Regel vergehen zunächst mehrere Jahre, in denen sich die Personen mit ihren körperlichen Symptomen beschäftigen und damit von Arzt zu Arzt laufen, um die Ursache ihrer körperlichen Beschwerden herauszufinden und um sich die Unbedenklichkeit versichern zu lassen. Gründe dafür, dass es so schwierig ist, das Problem zu benennen, sind vielfältig: Das negative Klischee des „Hypochonders" wurde eingangs bereits beschrieben, kaum jemand möchte ja freiwillig zu einer solchen Gruppe dazu gehören. Entscheidender sind aber vermutlich zwei andere Punkte: (1) Die Merkmale der Hypochondrie machen es nicht leicht, „des Pudels Kern" zu entdecken. (2) Das Anerkennen einer Angst, lebensbedrohlich erkrankt zu sein, macht wiederum Angst. Viele Betroffene versuchen deshalb, das Thema bestmöglich zu vermeiden.

Im Anhang finden Sie das Arbeitsblatt 2 (vgl. S. 80 f.), das Ihnen helfen kann, Ihre Krankheitsängste beim Namen zu nennen.

Sollten Sie an dieser Stelle denken, dass das Aufschreiben von Gedanken und Ängsten zwar eine gute Idee ist, Sie dies aber jetzt lieber nicht machen möchten, fragen Sie sich warum. Möchten Sie lieber etwas Angenehmeres unternehmen? Befürchten Sie, dass Ihre Ängste noch schlimmer werden könnten? Diese Gedanken sprechen eher dafür, dass Sie es angehen sollten. In den allermeisten Fällen werden Ängste kleiner, wenn man sich ihnen stellt.

Ein Beispiel dafür, wie dieses Blattes bearbeitet werden kann, finden Sie in Abbildung 2.

Krankheitsängste können in (a) Intensität und (b) Form stark schwanken:

a. Es kann „gute" Tage geben, an denen Sie einen ganzen Tag weder körperliche Symptome verspüren, noch sich Sorgen machen. An anderen Tagen wiederum sind Sie vielleicht fest davon überzeugt, dass es sehr schlimm um Sie bestellt ist.
b. Bei einigen Patienten wechseln körperliche Missempfindungen und Krankheitsideen recht schnell. Zum Beispiel könnte ein Mann seit Monaten unter der Angst leiden, Lungenkrebs zu haben. Nach der Nachricht im Fernsehen, dass ein bekannter deutscher Schauspieler an Darmkrebs gestorben ist, beginnen jedoch Unregelmäßigkeiten in der Verdauung. Diese lassen ihn annehmen, selbst von Darmkrebs betroffen zu sein.

Arbeitsblatt: Benennen Sie das Problem! 2

Bitte betrachten Sie zunächst die beispielhafte Bearbeitung dieses Übungsblattes im Kapitel 3.1.1. Versuchen Sie dann mithilfe der folgenden Fragen, Ihre eigene Problematik möglichst gut zu beschreiben.

1. Folgende körperliche Empfindungen beschäftigen mich:

häufiger Durchfall, seltener auch Verstopfung,

Schmerzen im Darm (v. a. unten links)

2. Ich denke an diese Krankheit(en):

<u>Darmkrebs</u>, Bauchspeicheldrüsenkrebs

Denken Sie an mehrere Krankheiten? Dann unterstreichen Sie bitte die für Sie unangenehmste.

3. Meine Überzeugung, diese Krankheit zu haben, ist in diesem Moment so stark:

0 % ——————————————————X—————————— 100 %

Machen Sie ein Kreuz auf der Linie. Verwenden Sie die folgende Skala:

0 %: ganz sicher, die Krankheit nicht zu haben

50 %: vollkommen unentschieden, ob die Krankheit vorliegt oder nicht

100 %: ganz sicher, die Krankheit zu haben

Abbildung 2: Ausgefülltes Arbeitsblatt 2 – Beispiel

4. Wenn ich daran denke, dass ich die Krankheit habe, kommen mir dazu noch die folgenden Gedanken:

- mein Großonkel und unsere Besuche im Krankenhaus kurz vor seinem Tod
- bei mir könnte es auch bald vorbei sein
- ich will keine furchtbaren Schmerzen haben

5. Wenn ich daran denke, dass ich die Krankheit habe, fühle ich mich:

schwach, nervös

6. Wenn diese Ängste und Gedanken stark sind, hilft mir kurzfristig:

- mit meiner Frau den Befundbericht der Darmspiegelung von letztem Monat diskutieren
- meinen Bauch abtasten

Abbildung 2: Ausgefülltes Arbeitsblatt 2 – Beispiel

Füllen Sie das Arbeitsblatt also für den aktuellen Moment aus. Wiederholen Sie die Übung, wenn Sie denken, dass sich die Stärke oder Art ihrer Krankheitsängste geändert haben könnte. Wenn es Ihnen schwergefallen ist, sich an das Arbeitsblatt zu setzen und es Ihnen dennoch gelungen ist, könnten Sie diesen Moment nutzen, um Ihren Mut, Ihre Tatkraft innerlich anzuerkennen oder sich sogar eine Belohnung dafür zu gönnen.

3.1.2 Gehen Sie Ihren Annahmen auf den Grund!

Wenn Sie befürchten, ernsthaft krank zu sein, haben Sie dafür Ihre Gründe. Anders als im Klischee des „eingebildeten Kranken“ entsteht Hypochondrie nicht einfach als „Spuk im Kopf“. Zumeist werden körperliche Empfindungen, die auch auf die befürchtete Krankheit hindeuten können, als wesentliches Argument herangezogen.

Zum Beispiel also:
- Ein Mann befürchtet, Lungenkrebs zu haben, weil er häufig husten muss.
- Eine Frau hat Angst, schwer herzkrank zu sein, weil ihr Herz oft so schnell und unregelmäßig schlägt.
- Eine Studentin spürt immer wieder Knoten in ihrer Brust und sorgt sich, dass es Brustkrebs sein könnte.
- Jemandem ist oft schwindelig, weshalb die Person einen Hirntumor befürchtet.

Warum denken Sie, dass Sie schlimm krank sein könnten? Welche körperlichen Symptome könnten dafür sprechen?

Oft gibt es auch noch andere Argumente, die Krankheitsängstliche für ihre Annahmen heranziehen. Zum einen gibt es Krankheiten, die nicht unbedingt mit körperlichen Empfindungen im engeren Sinne einhergehen, wie folgende Beispiele zeigen:
- Jemand mit Angst vor Demenz kann sich immer schlechter Dinge merken. Hier ist dann Vergesslichkeit das Symptom, das auf eine Krankheit hindeutet.
- Eine HIV-Infektion geht lange mit keinen körperlichen Missempfindungen einher. Eine Person, die befürchtet, mit HIV angesteckt worden zu sein, erlebt dementsprechend oft auch überhaupt keine körperlichen Symptome.

- Zunehmend treten auch Ängste auf, eine schwere psychische Störung haben zu können. So gibt es Betroffene, die befürchten, schizophren zu sein. Die Personen werden sich zunehmend unsicher, ob sie Stimmen hören oder sehr ungewöhnliche Gedanken im Kopf haben.

Andere Argumente ergeben sich aus den Erfahrungen, die man gemacht hat, und dem (nicht immer ganz zutreffenden) Wissen, das man sich bzgl. der befürchteten Krankheiten angeeignet hat. Beispiele dazu sind:
- Jemand, der früher viel geraucht hat, hat Angst vor Lungenkrebs.
- Jemand, dessen Mutter an ALS starb, hat Angst, dass er die Krankheit auch hat.
- Ihr Nachbar, der wegen einer Nervenkrankheit mit kompliziertem Namen im Rollstuhl sitzt und nicht mehr sprechen kann, hat früher immer die „Fliegen verscheucht", die er meinte, vor seinen Augen zu sehen. Seit einer Weile sehen Sie auch öfter kleine schwirrende Punkte.
- Viele Menschen haben Sie immer auf Ihre große Ähnlichkeit zu Ihrer Mutter angesprochen. Leider verstarb diese mit 54 Jahren. Sie sind jetzt 52.
- Man landet bei einer Internetrecherche nach Erklärungen für seine Empfindungen in einem Forum für Parkinsonkranke. Die dort beschriebenen Bewegungsstörungen klingen genauso wie die, die man selbst hat.

Im Großen und Ganzen gibt es nun zwei Möglichkeiten:
a. Sie haben mit Ihren schlimmsten Befürchtungen recht. Die Ärzte haben Dinge übersehen und den Ernst der Lage nicht begriffen. Oder die medizinische Situation ist sehr kompliziert, aber bedrohlich.
b. Sie leiden unter Hypochondrie. Ihre körperlichen Empfindungen haben andere Gründe als die einer schweren Krankheit. Auch wenn Sie das Gefühl haben, exakt das Gleiche zu erleben wie die Patientin mit Multipler Sklerose, von der Sie im Internet gelesen haben – Sie haben nicht das Gleiche.

Egal, ob Sie von (a) überzeugt sind oder zwischen den beiden Möglichkeiten (a) und (b) hin- und herschwanken: Setzen Sie sich mit Ihren Argumenten dafür und dagegen auseinander. Arbeitsblatt 3 und Arbeitsblatt 4 (vgl. Anhang, S. 82 und S. 83) sollen Ihnen dabei helfen.

Abbildung 3 und Abbildung 4 zeigen beispielhaft, wie die Arbeitsblätter ausgefüllt werden können.

Arbeitsblatt: Argumente für meine Annahmen **3**

Bitte betrachten Sie zunächst die beispielhafte Bearbeitung dieses Übungsblattes im Kapitel 3.1.2. Versuchen Sie dann, mithilfe der folgenden Fragen Ihre eigenen Krankheitsannahmen möglichst gut zu beschreiben.

1. Belastende Annahme (A). *(Bitte vervollständigen Sie den Satz.)*

Ich könnte tatsächlich …

Magenkrebs haben

2. Welche Gründe könnten dafür sprechen, dass die belastende Annahme (A) stimmt?

a. Spüren Sie mögliche Anzeichen in Ihrem Körper? *(Bitte notieren Sie diese hier.)*

ständiger Magenschmerz, saures Aufstoßen

b. Haben Sie noch andere Argumente dafür, dass Ihre belastende Annahme zutreffen könnte? *(Bitte notieren Sie diese hier.)*

Bei der letzten Magenspiegelung hat die Ärztin so gewirkt, als würde sie gar nicht richtig hingucken. Es ging viel schneller als bei der ersten. Meine Eltern haben früher den Schimmel von Brot und Käse immer nur abgeschnitten, obwohl man Brot & Käse dann eigentlich ganz wegschmeißen muss. Schimmel hinterlässt nicht sichtbare Spuren, die krebserregend sind.

Abbildung 3: Ausgefülltes Arbeitsblatt 3 – Beispiel

Arbeitsblatt: Argumente gegen meine Annahmen **4**

Bitte betrachten Sie zunächst die beispielhafte Bearbeitung dieses Übungsblattes im Kapitel 3.1.2. Versuchen Sie dann mithilfe der folgenden Fragen, Argumente gegen Ihre eigenen Krankheitsannahmen zu finden.

1. Nicht belastende Annahme (B). *(Bitte vervollständigen Sie den Satz.)*

Ich könnte keine(n) bzw. nicht …

Magenkrebs haben

2. Welche Gründe könnten dafür sprechen, dass die nicht belastende Annahme (B) stimmt?

a. Haben Sie andere Erklärungen für die Empfindungen in Ihrem Körper? *(Bitte notieren Sie diese hier.)*

Die Magenschmerzen und das Aufstoßen können auch von etwas anderem kommen. Wenn ich am Arbeitsplatz viel Stress habe, werden die Schmerzen schlimmer.

b. Haben Sie noch andere Argumente dafür, dass Ihre belastende Annahme falsch sein könnte? *(Bitte notieren Sie diese hier.)*

Bei der Magenspiegelung vor 5 Monaten hat die Ärztin gesagt, dass sie nichts Auffälliges entdecken kann.

Ich hatte schon 4 Magenspiegelungen, bei keiner wurde etwas gefunden.

Abbildung 4: Ausgefülltes Arbeitsblatt 4 – Beispiel

Allein die Gegenüberstellung von Gründen für und gegen eine Krankheitsannahme kann dabei helfen, die eigene Einschätzung und die eigenen Ängste zu verändern. Aus der psychologischen Forschung weiß man, dass Menschen beim Erleben von Angst automatisch eher diejenigen Informationen in ihrem Gehirn aktivieren und verarbeiten, die mit Gefahr und Bedrohung zu tun haben. Deshalb ist eine bewusste und gezielte Auseinandersetzung notwendig, um auch andere Arten von Informationen im Gehirn verfügbar zu machen. Selbstverständlich empfiehlt sich das wiederholte Bearbeiten dieser Arbeitsblätter.

3.1.3 Welche Ursachen können Ihre körperlichen Missempfindungen haben?

Bei den meisten Krankheitsängstlichen werden körperliche Symptome als Hauptargument für Annahme (a), eine schwere Krankheit zu haben (siehe oben), angeführt. Wenn Sie die Arbeitsblätter 3 und 4 intensiv bearbeitet haben, haben Sie vermutlich auch im zweiten Teil versucht, andere Erklärungen für Ihre Missempfindungen zu finden. Das ist ausgesprochen sinnvoll.

Insgesamt wären folgende Erklärungen für körperliche Symptome denkbar:
- Zeichen einer Krankheit,
- Folge einer körperlichen Stressreaktion,
- Folgen von Schon- und Vermeidungsverhalten (z. B. zu wenig Bewegung),
- Folgen von Kontrollverhalten,
- sie sind immer vorhanden, gehören zu einem ordnungsgemäß funktionierenden Körper dazu und wurden durch bestimmte Prozesse aber häufiger oder stärker.

Den letztgenannten Punkt nennt man auch somatosensorische Verstärkung, er wird im folgenden Abschnitt genauer erklärt.

3.1.4 Der Körper lebt

Wir Menschen haben im Laufe des Lebens in der Regel ganz gut gelernt, uns auf die Dinge zu konzentrieren, die wir zum Funktionieren benötigen. Im Regelfall sollte es uns also ganz gut gelingen, einen Supermarkteinkauf wie geplant durchzuführen oder eine Alltagsaufgabe im Berufsleben zu bestehen. Dass solche Tätigkeiten von uns ausgeführt werden können, erfordert aber, dass wir sehr genau zwischen den Informationen trennen, die für uns in dem Moment relevant sind und denen, die wir für die Aufgabe nicht benötigen. Unser Gehirn hat diese besondere Leistung im Laufe unseres Heranwachsens in täglichem Training lernen müssen.

Was wir dabei auch gelernt haben, ist das Ausblenden von Reizen, mit denen wir nichts anfangen können. Dazu gehört im Regelfall auch das Nicht-Beachten der vielen, vielen Informationen, die unser Körper uns gibt. Denn ein gesunder Körper ist nicht, wie man vielleicht annehmen könnte, einfach „still". Wenn man einmal versucht, entgegen unseres „jahrelangen Trainings der Aufmerksamkeitszuwendung nach außen", körperliche Empfindungen zu spüren, kann man eine Menge entdecken. Vielleicht möchten Sie sich darauf einlassen, sich die im folgenden Experiment aufgeführten Fragen zu stellen.

Experiment zur Aufmerksamkeitszuwendung nach innen

- Sitzen Ihre Schuhe gerade „wie angegossen" an Ihren Füßen? Oder können Sie ein Drücken spüren, so als seien die Schuhe vielleicht ein ganz wenig zu eng, z. B. am Fußballen oder an der Ferse?
- Versuchen Sie den Atem an Ihren Nasenlöchern zu spüren. Merken Sie, wie der Luftzug durch die Nase geht und danach wieder ausströmt? Was meinen Sie, geht durch beide Nasenlöcher gleich viel Luft? Oder könnte es vielleicht sein, dass durch die eine Seite mehr Luft ein- und austritt?
- Ist Ihr ganzer Körper gerade in einer ausgewogenen, angenehmen Temperatur? Oder ist es Ihnen an manchen Körperstellen gerade zu warm, z. B. unter den Achseln oder am Kopf? Falls Wärme gerade keine Rolle spielt – sind Ihre Fingerspitzen und Ihre Zehen vielleicht ein wenig kälter, vielleicht sogar zu kalt?
- Konzentrieren Sie sich einmal auf den unteren Bereich Ihres Gesichtsfeldes. Können Sie in der unteren Mitte ganz unbehindert sehen? Oder sehen Sie nicht auch ganz leicht und verschwommen etwas von Ihrer Nase? Wenn Sie noch nichts sehen, schließen Sie das rechte Auge und schauen mit dem linken Auge nach unten rechts. Spätestens dann sehen Sie vermutlich, dass Ihre Nase im unteren Gesichtsfeld immer ein wenig „im Weg" zu sein scheint.

Im Anhang auf Seite 84 finden Sie das Arbeitsblatt 5, auf dem Sie notieren können, was Sie während dieser Übung gespürt haben.

Bevor Sie das soeben gelesene Experiment gemacht haben, waren Ihre Füße vermutlich entspannt, Ihre Atmung unauffällig, Ihre Körpertemperatur akzeptabel und Ihr Gesichtsfeld unbeeinträchtigt. Wenn Sie weiterlesen oder sich mit etwas anderem beschäftigen, wird dies auch wieder so sein. Aber während dieses Experimentes ist Ihnen möglicherweise aufgefallen, dass in Ihrem Körper ununterbrochen verschiedenste spürbare Vorgänge ablaufen.

Das ist gut und gesund so. Ihr Körper arbeitet ununterbrochen, er versucht, die inneren Vorgänge im Gleichgewicht zu halten und sich bestmöglich an die verschiedenen Bedingungen anzupassen. Nur manche dieser Anpassungsprozesse sind spürbar, aber wenn man sich konzentriert, kann man so einiges wahrnehmen. Oder, mit etwas drastischeren Worten ausgedrückt: Ein Körper, an dem überhaupt nichts mehr zu spüren ist, ist tot.

3.1.5 Der Lupen-Effekt

Wenn Sie die im vorherigen Abschnitt beschriebene Übung gemacht und den Text aufmerksam verfolgt haben, wurde Ihnen bewusst, dass im Körper zahlreiche Empfindungen spürbar sind und dies eher ein Zeichen von Lebendigkeit als von Krankheit ist.

Auch für die Informationen, die wir Ihnen in diesem Kapitel vermitteln möchten, empfehlen wir Ihnen, sich diesen anhand von Übungen zu nähern. Oft ist deren Wirkung nämlich erstaunlich und viel weitreichender, als wenn man sich lediglich den theoretischen Vorgang anliest.

Das 24-Stunden-Experiment

Schauen Sie auf die Uhr. Nehmen Sie sich für die nächsten 24 Stunden vor, ein Körperteil Ihrer Wahl so genau wie es geht zu beobachten. Wählen Sie dabei möglichst eine Region, die bisher unbelastet von Sorgen war. Wenn Sie möchten, nehmen Sie einfach Ihren linken Zeigefinger, für dieses Beispiel ist der Folgetext beschrieben.

Nehmen Sie sich vor, ganz genau bis morgen um die gleiche Zeit so intensiv und so oft, wie Sie können, Ihren linken Zeigefinger zu spüren. Beginnen Sie damit gleich jetzt. *Spüren Sie so genau Sie können in den linken Zeigefinger hinein. Prüfen Sie innerlich, ob er sich genauso anfühlt wie die anderen Finger. Prüfen Sie die Temperatur, indem Sie Ihren Finger sanft an die Lippen führen. Wiederholen Sie dies dann mit dem anderen Zeigefinger. Schauen Sie sich den Finger an, am besten alle drei Glieder einzeln. Bewegen Sie diese – wie hängen diese zusammen? Tasten Sie den Finger ab, vorsichtig auch die drei Gelenke – was können Sie spüren? Fühlt es sich glatt und eben an, oder auch nicht? Halten Sie den Finger nun gegen den rechten Zeigefinger – welche Unterschiede können Sie feststellen? Mit etwas Einfühlungsvermögen gelingt es Ihnen vielleicht auch, in den Finger hineinzuspüren: Fühlt er sich leicht an oder schwer? Angestrengt oder entspannt? Kribbelt er ein wenig? Zieht es möglicherweise ein wenig – im entspannten Zustand oder wenn Sie die linken Finger zur Faust ballen?*

Falls Sie ein Smartphone besitzen und sich wohl mit der Bedienung verschiedener Funktionen fühlen, dann machen Sie nun Folgendes: Fotografieren Sie Ihren linken Finger und richten Sie ihn als Bildschirmhintergrund ein. Schreiben Sie sich zehn Erinnerungen für die nächsten 24 Stunden mit dem Wort „Zeigefinger?“ auf. Wiederholen Sie dann die Beobachtungs- und Fühlaufgaben.

Nutzen Sie (auch ohne Smartphone) außerdem jeden freien Moment, z. B. wenn Sie an einer roten Ampel stehen oder die Toilette besuchen, um so gut wie möglich in Ihren linken Zeigefinger hineinzuspüren und die o. g. Fragen durchzugehen.

Es ist nicht ganz leicht, sich auf diese Übung einzulassen und die Aufgaben dann auch noch möglichst oft durchzuführen. Sollte es Ihnen gelungen sein, haben Sie möglicherweise verschiedene Auffälligkeiten an Ihrem Finger festgestellt, z. B. dass er sich geschwollen anfühlt, leicht schmerzt, ein wenig krummer ist als die anderen etc. Sehr wahrscheinlich hatten Sie diese Empfindungen vorher noch nicht? Warum, denken Sie, sind sie nun da?

Die Auffälligkeiten an Ihrem Finger sind dadurch entstanden, dass Sie diesem sehr viel Aufmerksamkeit geschenkt haben – Sie haben ihn sehr intensiv beobachtet. Wenn Sie sich die neuen Empfindungen am Finger nun so erklären, dass Ihnen der Text im Kasten diese vermittelt (mit anderen Worten suggeriert) hat, lesen Sie diesen noch einmal durch – er gibt eine Anleitung zur genauen Beobachtung, schlägt Ihnen aber nicht vor, was Sie empfinden sollen.

Wissenschaftler gehen davon aus, dass dieser Effekt der Aufmerksamkeit einen wichtigen Beitrag dazu leistet, warum körperlich gesunde Menschen so beeinträchtigende körperliche Empfindungen entwickeln. Wenn wir die Aufmerksamkeit auf etwas richten, wird es größer, intensiver usw. Diese Wirkung kann man in etwa mit einer Lupe vergleichen, die man auf etwas richtet: Was man darunter betrachtet, sieht nicht nur größer aus, sondern auch anders, ein wenig verzerrt, ein bisschen bunter etc.

Viele Krankheitsängstliche denken an dieser Stelle, dass sie ihre Aufmerksamkeit gar nicht auf die betroffenen Körperstellen lenken. Einige Betroffene sagen, dass sie ihre „Lupe“ gar nicht in die Regionen hineinlenken wollen. Dass sie sich sogar fest vorgenommen haben, sich nicht „hineinzusteigern“. Vielleicht wurde Ihnen auch schon von Nahestehenden geraten, sich „einfach nicht mehr so darauf zu konzentrieren“, dann werde es schon besser. So einfach ist das aber keinesfalls. Auch wenn man sich eigentlich nicht auf seine inneren Vorgänge konzentrieren möchte, passiert dies unter Umständen trotzdem. Warum das so ist, beschreibt das nächste Kapitel.

3.1.6 Die Bewertung macht's

Im vorherigen Kapitel wurde erläutert und praktisch erprobt, dass Aufmerksamkeitszuwendung den Effekt einer Lupe haben kann. Durch diesen Vorgang können körperliche Empfindungen entstehen oder sich erheblich verstärken.

Was aber noch nicht erklärt wurde, ist, warum sich die Aufmerksamkeit auf diesen Bereich richtet, und warum dies geschieht, auch wenn man dies eigentlich gar nicht möchte.

Auch dieser Frage können Sie sich wieder praktisch nähern, wenn Sie möchten. Sind Sie schon einmal umgezogen und mussten sich in einer neuen

Stadt zurechtfinden? Vielleicht waren Sie dann schon einmal in der Situation, dass Sie dringend ein bestimmtes Geschäft (z. B. einen Friseurladen) finden mussten und länger danach gesucht haben? Erinnern Sie sich noch, wie es Ihnen danach mit Geschäften dieser Art gegangen ist? Sehr wahrscheinlich sind Ihnen nach einer aufwendigen Suche nach einem Friseurgeschäft plötzlich gleich mehrere dieser Läden aufgefallen. Und vermutlich dauerte dieses „von allein auffallen“ noch länger an, obwohl sie gar nicht mehr auf der Suche nach dem Geschäft waren.

Warum, denken Sie, ist das so? Der Effekt, mit dem wir es hier zu tun haben, lässt sich einfach mit dem Wort „Bewertung“ beschreiben: Dinge (oder wie oben in der Übung Geschäfte), die wir als wichtig bewerten, nehmen wir eher wahr. Vielleicht fallen Ihnen andere Beispiele aus Ihrem Leben ein: Haben Sie schon einmal verzweifelt nach einem Briefkasten gesucht, und am Tag danach sind Ihnen überall Briefkästen aufgefallen? Oder vielleicht haben Sie sich einmal viele Gedanken über die Anschaffung eines Gebrauchsgegenstandes gemacht (z. B. ein Auto, ein Kinderwagen)? Danach sind Ihnen vermutlich ganz viele ähnliche Produkte ins Auge gefallen.

Was hat das alles nun mit körperlichen Beschwerden zu tun? Nun ja, egal ob Sie wollen oder nicht, auch diese wurden von Ihnen (bzw. Ihrem Gehirn) mit einer besonderen Bedeutung belegt.

Stellen Sie sich das folgende, völlig fiktive Beispiel vor: Was, denken Sie, passiert, wenn in den Nachrichten von einer neuen, dramatischen Epidemie gesprochen wird, deren erste Anzeichen sich in den Händen zeigen? Könnten Sie sich vorstellen, dass dann ein ähnlicher Prozess abläuft wie der, den wir im vorangegangenen Kapitel (vgl. Kasten „Das 24-Stunden Experiment“) beschrieben haben und Sie an Ihren Fingern ungewöhnliche Dinge spüren? Vermutlich geht es vielen Menschen so, dass sie anfangen, Missempfindungen in den Händen zu entwickeln, wenn sie von so einer dramatischen neuen Epidemie hören. Keiner dieser Menschen fokussiert den Körper und seine Vorgänge vollständig bewusst und kontrolliert. Niemand macht dies, weil er „Freude“ daran findet. Es handelt sich „lediglich“ um eine ungünstige Aufschaukelung derjenigen psychischen Prozesse, die auf den vorangegangenen Seiten erklärt wurden. Mit körperlichen Missempfindungen bei Krankheitsängstlichen verhält es sich ganz ähnlich.

3.1.7 Lupen-Effekt und Bewertungsprozesse bilden einen Teufelskreis

Fasst man die vorangegangenen Kapitel zusammen, so kann man festhalten:

- In einem gesunden Körper ist permanent eine Vielzahl von Empfindungen spürbar.
- Wenn körperliche Empfindungen mit einer Bewertung als „unangenehm" oder „gefährlich" belegt werden, lenken wir die Aufmerksamkeit automatisch stärker dorthin.
- Je intensiver sich unsere Aufmerksamkeit auf eine Körperregion lenkt, desto stärker, vielschichtiger, auffälliger empfinden wir die diesbezüglichen Symptome.

Aus diesen Phänomenen kann sich nun leicht ein Teufelskreis bilden: Je gefährlicher ich eine Körperempfindung interpretiere, desto stärker fokussiere ich meine Aufmerksamkeit darauf (bzw. dies kann auch automatisch, „unbewusst" ablaufen). Je stärker meine Konzentration auf der Körperempfindung liegt, desto mehr Auffälliges werde ich wahrnehmen. Je mehr ich wahrnehme, desto wahrscheinlicher finde ich es, dass ich tatsächlich von etwas Schlimmem betroffen sein könnte. Bedrohlichkeitsbewertung und Aufmerksamkeitsfokussierung verstärken sich also gegenseitig und können sich dadurch aufschaukeln.

Das folgende Beispiel erläutert den Teufelskreis noch einmal.

Fallbeispiel

Die Studentin Lara S. erfährt aus den Nachrichten, dass ein bekannter Schauspieler an einem inoperablen Gehirntumor erkrankt ist. Sie erschrickt, als sie dies liest. Es kommt unvermeidlich der Gedanke, dass sie selbst auch so einen Gehirntumor haben könnte. Niemand ist davor geschützt. Sie weiß, dass Schwindel ein Symptom für einen Hirntumor sein könnte. Sie überprüft, ob ihr schwindelig ist. Dabei stellt sie fest, dass sie sich tatsächlich ein wenig schwindelig fühlt. Sie erschrickt noch einmal. Möglicherweise könnte der Gedanke, selbst einen Gehirntumor zu haben, tatsächlich zutreffen, wenn sie sich schwindelig fühlt? Sie kann gar nicht anders, als noch einmal zu überlegen, wie stark ihr Schwindel ist. Eigentlich fühlt er sich gerade gar nicht mehr leicht an, sondern mittelstark. Ihre Bewertung, dass mit ihrem Kopf etwas nicht stimmt, verstärkt sich.

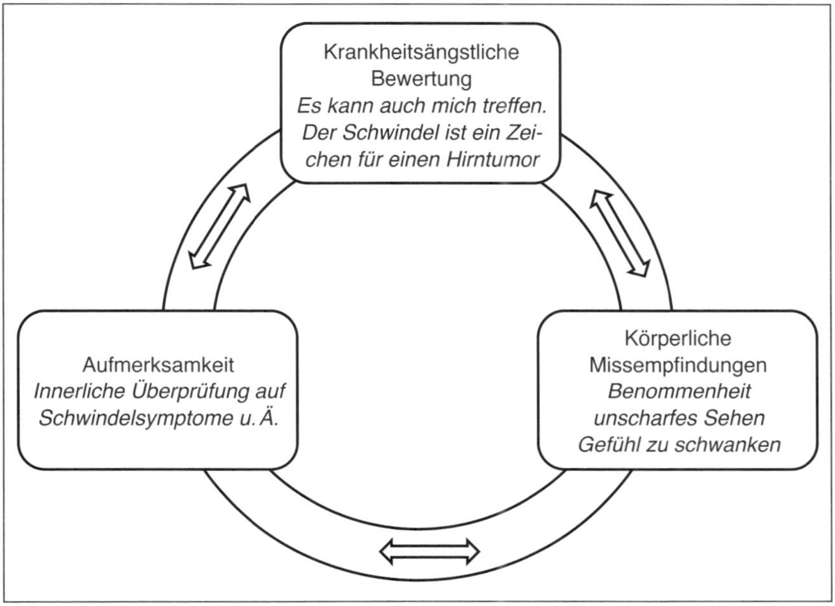

Abbildung 5: Teufelskreis aus Aufmerksamkeit und Bewertung

Wenn Sie die Kapitel 3.1.4 bis 3.1.6 gelesen und die vorgeschlagenen Übungen ausprobiert haben, wenden Sie sich doch nun noch einmal dem Arbeitsblatt 3 und dem Arbeitsblatt 4 (vgl. Anhang, S. 82–83) zu. Denken Sie noch einmal über Ihre Argumente für und gegen Ihre bedrohlichen Annahmen nach. Hat sich bereits etwas geändert?

3.1.8 Stellen Sie Ihren Körper auf die Probe!

Typischerweise erklären sich krankheitsängstliche Menschen ihre körperlichen Missempfindungen mit Krankheiten oder bedrohlichen inneren Zuständen. Die bisherigen Informationen im Ratgeber dienten dazu, sich dies bewusst zu machen, Annahmen zu überprüfen und sich ein wenig davon zu distanzieren.

In diesem Kapitel können Betroffene lernen, noch einen Schritt weiter zu gehen: Testen Sie Ihre körperlichen Beschwerden!

Zum einen bedeutet dies, dass Sie versuchen sollten, Ihre Missempfindungen genauer einzugrenzen. Sind diese immer gleich stark? Sind sie an Mittwochen genauso ausgeprägt wie an Sonntagen? Morgens genauso intensiv wie abends? Können Sie vielleicht sogar ausmachen, dass bestimmte Tätigkeiten oder Erlebnisse die Beschwerden stärker oder schwächer machen?

> Im Anhang finden Sie die Vorlage für ein Tagebuch (Arbeitsblatt 6, vgl. S. 85), das Sie über den Zeitraum von einer Woche jeden Abend ausfüllen können. Es hilft Ihnen darüber zu reflektieren, solche Unterschiede in den Beschwerden und mögliche Zusammenhänge zu entdecken.

Zum anderen sollten Sie versuchen, noch weiterzugehen: Versuchen Sie, Ihre Missempfindungen zu verändern (s. Kasten). Probieren Sie möglichst vieles aus, um die Missempfindungen abzuschwächen, aber auch, um sie herzustellen bzw. zu verstärken. Die meisten dieser Vorschläge können dabei ganz gegensätzliche Wirkung haben: Je nach Körper und Persönlichkeit können sich Beschwerden dadurch intensivieren oder vermindern.

Körperbeschwerden verstärken und abschwächen

- Nehmen Sie ein heißes Bad.
- Bewegen Sie sich sportlich auf eine Weise, die länger oder intensiver ist als üblich: Treten Sie z. B. zwei Minuten auf einem Fahrrad- oder Crosstrainer-Ergometer so schnell Sie können. Oder gehen Sie in einem Treppenhaus fünf Stockwerke die Treppen hinauf.
- Machen Sie eine Entspannungsübung. Falls Sie keine derartigen Materialien (z. B. Entspannungsmusik, CDs mit Autogenem Training oder Fantasiereisen) verfügbar haben, geben Sie in eine Internet-Suchmaschine die Begriffe „Progressive Muskelentspannung“, „kostenlos“ und „Download“ ein. Wählen Sie eine beliebige Übung aus, spielen Sie sie ab (oft muss die Datei gar nicht auf Ihren Computer geladen werden) und folgen Sie den Anweisungen.
- Machen Sie eine Unternehmung, die Ihnen viel Spaß bereitet. Im Anschluss überlegen Sie, wann Ihre Beschwerden wie intensiv waren.

- Legen Sie ein möglichst großes Blatt Papier auf Ihre rechte Handfläche und halten Sie den rechten Arm ausgestreckt vor sich. Versuchen Sie, das Blatt ganz ruhig zu halten.
- Setzen Sie sich auf einen Drehstuhl und drehen sich.
- Stellen Sie sich einen Kurzzeitwecker („Eieruhr") auf 10 Minuten. Setzen Sie sich in einen Raum, in dem Sie für gut 10 Minuten ungestört bleiben können. Sorgen Sie dafür, dass Sie bequem sitzen. Starten Sie die Uhr. Machen Sie für diese Zeit *rein gar nichts*. Bewegen Sie sich nicht. Lenken Sie sich nicht mit Denkaufgaben ab. Nehmen Sie wahr, was mit Ihnen passiert.

Die obige Liste an Aktivitäten ist nur ein erster Vorschlag für mögliche Unternehmungen. Bitte überlegen Sie sich auf Arbeitsblatt 7 (vgl. Anhang, S. 86) Ihre eigenen Übungen. Da körperliche Beschwerden sehr unterschiedlich sein können, ist hier die Kreativität der Leser gefragt. Was könnte man unternehmen, um Ihre persönlichen möglichen Krankheitszeichen der befürchteten Krankheit sogar noch herzustellen oder zu verstärken? Was könnte man tun, um sie abzuschwächen?

Ängstliche Menschen stellen häufig den Sinn solcher Übungen vehement infrage. Das Ziel soll sein, andere Ideen zur Entstehung oder Verstärkung der Missempfindungen zu testen. Dass diese ein Symptom einer ernsthaften Krankheit sind, ist eine Möglichkeit. Wenn Sie aber noch andere Entstehungsmöglichkeiten erwägen, versuchen Sie, diese so gut es geht auszuprobieren. Je besser dies gelingt, desto eher können Sie alternative Erklärungen außerhalb der bedrohlichen Bewertung heranziehen und desto mehr erhöht sich Ihr Gefühl, Kontrolle über einen Teil Ihrer körperlichen Vorgänge zu haben!

3.1.9 Erkennen und hinterfragen Sie Grübeln!

Viele ängstliche Menschen neigen dazu, immer wieder an die gleichen Dinge zu denken. Dabei wiederholen sich die Gedanken häufig, und es fällt schwer, damit wieder aufzuhören – insbesondere, wenn diese Prozesse mitten in der Nacht stattfinden und man eigentlich schlafen will. Derartige Gedanken beziehen sich stark auf die Ursachen oder Konsequenzen der Belastungen, kaum aber auf deren Lösung. Diese Art von Denken nennt man Grübeln. Grübeln ist nicht selten eine Art innerliches Ping-Pong-Spiel. Gedanken, die angstbezogen sind, wechseln sich immer wieder mit Gedanken ab, mit denen man sich wieder zu beruhigen versucht. Wenn Grübeln überhandnimmt, ist es zumeist nicht mehr hilfreich. Das folgende Beispiel versucht den gedanklichen Grübelprozess einer 56-jährigen Betroffenen wiederzugeben.

Fallbeispiel: Grübelprozess

Jetzt habe ich schon wieder diese Herz-Rhythmus-Störung. Ja, tatsächlich, viel zu schnell schlägt mein Herz gerade eigentlich, und dann kommen diese Aussetzer dazwischen. Doktor Meier hat gut reden, „das ist in Ihrem Alter ganz normal". Was meint er denn damit – ganz normal? Ich könnte wetten, sein Herz schlägt nicht so durcheinander. Das könnte schon was Ernstes sein. Es wird so viel Gefährliches übersehen von den Ärzten heutzutage. Wenn's zu spät ist, ja, dann werden sie's bestimmt rausfinden. Aber jetzt mal ruhig. Ich will den Teufel ja nicht an die Wand malen. Die letzten Tage war mein Herz ja ganz ruhig. Das wird sich gleich auch wieder beruhigen. Hoffentlich macht es morgen keinen Ärger, da muss ich zur Feier bei den Nachbarn. Ich habe keine Lust, dass es dort alle mitbekommen. Das wäre mir echt unangenehm, wenn ich dort vorzeitig wegmüsste.

Nicht jeder Krankheitsängstliche leidet unter derartigen Grübeleien. Sollten Sie sich aber in der Beschreibung wiedergefunden haben, gelten für Sie die folgenden Ratschläge:

1. Identifizieren Sie Grübeln als solches. Versuchen Sie, Ihre Gedanken von außen zu betrachten: Wiederholen sich die Gedanken? Geht es mehr um Ursachen oder Folgen Ihrer Sorgen als um konkrete Lösungsschritte? Wäre es Ihnen lieber, Sie hätten diese Gedanken gerade nicht in Ihrem Kopf? Dann handelt es sich um Grübeln! Der erste Schritt zu einer Verbesserung der Belastung durch Grübeln ist, zunächst einmal zu registrieren, dass Sie grübeln.
2. Wie im bisherigen Text beschrieben, ist Grübeln aus fachlicher Sicht zumeist wenig hilfreich. Wer grübelt, ist gedanklich beschäftigt, ohne die zugrunde liegenden Probleme zu lösen. Im nächsten Schritt sollten Sie die Zweckmäßigkeit Ihres Grübelns deshalb selbst hinterfragen. Bringt

es Sie weiter auf dem Weg, Ihre Krankheitsängste zu bewältigen? Welche Vorteile bietet Ihnen das Grübeln? Welche Nachteile hat es?

3. Oft bessert sich Grübeln allein schon durch die ersten beiden Schritte. Wenn es Ihnen zunehmend besser gelingt, zu merken, dass Sie grübeln (1), und wenn Sie auch weitgehend sicher sind, dass Ihr Grübeln nicht zur Zielerreichung führt (2), gibt es weitere Bewältigungstechniken, die allerdings an dieser Stelle nur noch kurz erwähnt werden können:
   a. Trainieren Sie die bewertungsfreie Wahrnehmung (manchmal auch als Achtsamkeit beschrieben, wenngleich der zunehmend beliebte Begriff der Achtsamkeit immer schwammiger wird). Üben Sie, Ihre Gedanken, Gefühle und körperlichen Vorgänge aus der Distanz, „wie von außen“, zu beobachten.
   b. Darauf aufbauend können Sie trainieren, ihre Aufmerksamkeit auf anderes zu lenken als auf die Grübelgedanken.
   c. Setzen Sie sich damit auseinander, was Ihre dahinterstehenden, schlimmsten Befürchtungen sind. In der Regel sind die Grübelgedanken zwar unangenehm, formulieren aber noch nicht das, was das Schlimmste ist, das Sie sich vorstellen können. Sie erfahren Weiteres über diese Strategie im Kapitel 3.1.10. Allerdings sei bereits hier darauf hingewiesen, dass die Auseinandersetzung mit den größten Befürchtungen unter Anleitung eines Psychotherapeuten erfolgen sollte.

Auf eine genauere Ausführung dieser Techniken wird hier verzichtet. Nähere Hilfestellungen für von Grübeln und Sorgen Betroffene finden Sie aber bei Korn und Rudolph (2015) sowie Hoyer et al. (2016).

3.1.10 Sich gedanklich seinen Befürchtungen stellen

Zu Beginn dieses Kapitels (vgl. Kapitel 3.1.1) wurden Sie dazu angeleitet, ihr Problem bestmöglich zu benennen. Im Arbeitsblatt 3 bestand die erste Aufgabe darin, den Satz „Ich könnte tatsächlich ...“ zu vervollständigen. In der Regel sollte dieser von Krankheitsängstlichen dann mit einer konkreten Krankheitsbefürchtung vollendet werden, z. B. schreibt der 38-jährige Lehrer Thomas F.: „Ich könnte tatsächlich Alzheimer haben.“

In den ersten Kapiteln ging es darum, diese Annahme dann bestmöglich zu hinterfragen, d. h. Argumente für und gegen diese Befürchtung zu finden, und zu versuchen, alternative Erklärungen für Ihre möglichen Krankheitssymptome zu finden. Herr F. hat sich damit auseinandergesetzt, dass Alzheimer in seinem Alter extrem selten wäre und seine Gedächtnisprobleme verschiedene andere Gründe haben können. Aber leider erwiesen sich seine hypochondrischen Annahmen als so hartnäckig, dass dies nicht genügt („Klar, vom Kopf her weiß ich, dass es total unwahrscheinlich ist, dass ich Alzheimer habe. Aber trotzdem werde ich diese dumme Sorge nicht los.").

Deshalb wird neben den bisher genannten Strategien in einer Psychotherapie häufig versucht, sich den Befürchtungen möglichst konsequent zu stellen. In der Regel sind die Krankheitsannahmen bzw. das, was hinter diesen steht, nämlich so angstauslösend, dass Betroffene sich bemühen, diese zu vermeiden.

Bevor genauere Informationen über diese Behandlungstechnik der Exposition (oder Konfrontation) erfolgen, sei jedoch nachdrücklich darauf hingewiesen, dass diese Übungen im Rahmen einer regulären Psychotherapie unter Anleitung eines Verhaltenstherapeuten erfolgen sollten.

Ziel dieser Intervention ist es, sich so intensiv wie möglich mit der Befürchtung auseinanderzusetzen. Wenn diese, z. B. anhand des Arbeitsblattes 3, identifiziert wurde, sollen sich die Patienten näher mit den Konsequenzen dieser Befürchtung auseinandersetzen. Dies kann mittels der folgenden Frage geschehen: Was genau wäre schlimm, wenn meine Befürchtung eintritt?

Diese Frage sieht auf den ersten Blick sehr unsensibel aus, sollte aber aufgrund dessen nicht unterschätzt werden. Niemand würde in Abrede stellen, *dass* es recht schlimm werden könnte, wenn die Krankheitsbefürchtung eintritt. Allerdings ist damit noch nicht die Frage beantwortet, *was* der einzelne Betroffene damit Schlimmes verbindet.

Die schlimmsten Befürchtungen

Eine Ursache dafür, warum Krankheitsängste so hartnäckig fortbestehen können, liegt darin, dass die damit verbundenen Ängste meist sehr bedrohlich sind. Aus Untersuchungen weiß man, dass hypochondrische Patienten schwerpunktmäßig Krankheiten befürchten, die geringe Heilungschancen sowie ein hohes Sterblichkeitsrisiko haben oder mit erheblichen Beeinträchtigungen für Körper oder Geist einhergehen. Viele, aber nicht alle dieser Gedanken, thematisieren den Tod.

Die meisten Betroffenen versuchen, die Auseinandersetzung mit diesen Befürchtungen bestmöglich zu vermeiden. Wissenschaftler gehen davon aus, dass das im Kapitel 3.1.9 angesprochene Grübeln eine Möglichkeit ist, intensivere Ängste und bedrohlichere Gedanken zu vermeiden.

Im Rahmen einer Psychotherapie versucht man aber, diese schlimmsten Befürchtungen zu thematisieren und sich diesen auch länger in der Vorstellung auszusetzen. Dadurch verlieren sie einen Teil ihrer Bedrohlichkeit, und die Patienten können feststellen, dass sie dadurch zudem mehr Kontrolle über ihr inneres Erleben bekommen.

Im Folgenden finden Sie eine Zusammenstellung von Befürchtungen, die von vielen Hypochondriepatienten genannt werden:

- Ich werde mit Schläuchen ans Bett gefesselt sein/mich nicht mehr mitteilen können/mich nicht mehr bewegen können, und damit habe ich keine Kontrolle mehr über das, was mit mir passiert.
- Ich werde sehr qualvoll unter unerträglichen Schmerzen sterben.
- Ich werde sterben und schon bald wird mich niemand mehr vermissen.
- Ich werde sterben und meine Kinder werden ohne mich nicht klarkommen.
- Ich werde durch meine Krankheit so beeinträchtigt sein, dass mich niemand mehr ernst nimmt.

Jeder Mensch, egal ob krankheitsängstlich oder nicht, findet die im Kasten genannten Vorstellungen ausgesprochen unangenehm. Ziel einer Psychotherapie kann es auch gar nicht sein, derartige Befürchtungen vollständig loszuwerden. Im Rahmen der gedanklichen Konfrontation mit den schlimmsten Befürchtungen kann es aber gelingen, die Macht dieser Gedanken zu vermindern und das Kontrollerleben zu steigern.

Diese Konfrontationsübungen laufen dann so ab, dass die Patienten die für sie unangenehmste Vorstellung so genau wie möglich in ihrer Vorstellung „zu Ende denken“. Diese Übung erfolgt erstmalig stets gemeinsam mit einem Verhaltenstherapeuten, zu dem bereits Vertrauen aufgebaut wurde und nachdem schon viele Informationen zu Lebensgeschichte und Hintergrund der Betroffenen ausgetauscht wurden. Erfolgreich sind diese Übungen dann, wenn die Angst/Anspannung während dieser Vorstellung spürbar nachlässt, was eine Viertelstunde, unter Umständen aber auch mehrere Stunden dauern kann. Die dabei erarbeitete unangenehme Szenerie wird danach wiederholt berichtet bzw. laut vorgesprochen, mit dem Therapeuten oder auch später allein als Hausaufgabe.

Fallbeispiel: Schlimmste Befürchtungen

Der zu Beginn des Kapitels erwähnte Lehrer Thomas F. mit der Alzheimer-Angst antwortete auf die Frage, was genau schlimm wäre, wenn seine Befürchtung eintritt, Folgendes: „Ich würde mich in der Schule lächerlich machen, weil ich geistig immer verwirrter werde. Schließlich würde ich meinen Job verlieren. Dann würde ich meine Frau und meine Kinder nicht mehr wiedererkennen. Die müssten dann ohne mich klarkommen. Und ich muss wie ein verwirrter Greis von ihnen versorgt werden. Das wäre bestimmt furchtbar für sie."

Herr F. hatte also eine Reihe unterschiedlicher Befürchtungen, die alle mit den Folgen einer demenzbedingten geistigen Verwirrung zu tun haben. Gemeinsam mit der Therapeutin wurden diese Gedanken einzeln notiert und hinsichtlich ihrer Belastungsintensität eingeschätzt. Herr F. bestimmte die letzte Befürchtung (als verwirrter Greis von Ehefrau und Kindern versorgt werden zu müssen) als allerschlimmste. In einer fast zweistündigen Übung sollte er sich diese Vorstellung dann gedanklich ausmalen und dabei jeweils das, was er am unangenehmsten fand, aber noch für realistisch hielt, aussprechen. Die Augen waren dabei geschlossen, und er sollte versuchen, alles vor seinem inneren Auge möglichst bildlich zu sehen. Die Vorstellung war sehr belastend für ihn, er erlebte währenddessen starke Angst, immer wieder aber auch Traurigkeit. Je länger die Übung andauerte, desto leichter wurde es für ihn, die für ihn furchtbaren Dinge auszusprechen. Auch zum Ende der Übung benannte er diese Vorstellungen noch als „grauenhaft", aber er fühlte sich erheblich weniger hilflos und angespannt als zu Beginn. Nach ein paar Schwierigkeiten gelang es ihm dann, sich die Tonaufnahme dieser Therapiesitzung zu Hause anzuhören und sich darauf zu konzentrieren. Dies hatte den erleichternden Effekt der Gewöhnung. Herr F. beschrieb im Nachhinein diese Vorstellungsübung als sehr effektiv. Auch wenn er es verstandesmäßig schon vorher für recht unwahrscheinlich gehalten habe, an Alzheimer erkrankt zu sein, habe er zu dem Zeitpunkt beginnen können, sich gefühlsmäßig davon mehr zu distanzieren.

3.1.11 Die falschen Freunde: Schaden Sie sich mit Dingen, die Sie eigentlich tun, damit es Ihnen besser geht?

Wesentliche Charakteristika der Hypochondrie sind verschiedenste Verhaltensweisen zur sogenannten Sicherheitssuche. Diese wurden auch eingangs in Kapitel 1.1.4 ausführlich erläutert. Sicherheitssuche ist das, was Sie tun, um besser daran glauben zu können, dass Sie nicht schwer krank sind. Dadurch kann ihre Krankheitsangst kurzfristig verringert werden. Deshalb empfinden Betroffene diese Verhaltensweisen zur Sicherheitssuche oft auch als sehr angenehm.

Aus der Forschung wissen wir, dass Verhaltensweisen, die zwar schnell Ängste reduzieren, diese aber auf lange Sicht nicht vertreiben, tückische Folgen haben.

Nehmen wir dazu ein zeitgemäßes Alltagsbeispiel: Vermutlich besitzen Sie ein Mobiltelefon. Die meisten Menschen tragen ihr Mobiltelefon eigentlich durchgehend bei sich. Das ist sehr hilfreich und angenehm. Man kann jederzeit jemanden anrufen, ist für jeden erreichbar und hat die Telefonnummern wichtiger Personen immer dabei. Ein Smartphone ermöglicht es einem zudem, schnell und unproblematisch an viele weitere Informationen zu kommen. So kann man sich mit dessen Hilfe z. B. an einem unbekannten Ort schnell orientieren. Stellen Sie sich vor, Sie müssten einen Tag oder eine Woche ohne ihr Mobiltelefon unterwegs sein. Finden Sie diese Vorstellung verunsichernd? Dann lässt sich daraus schließen, dass Ihnen Ihr mobiles Gerät ein Stück Sicherheit vermittelt.

In Europa werden Mobiltelefone noch keine zwanzig Jahre flächendeckend genutzt, Smartphones noch nicht einmal zehn Jahre. Falls Sie sich an die Zeit davor erinnern konnten: Fühlten Sie sich unwohl außer Haus, weil Sie nicht jederzeit jemanden anrufen oder angerufen werden konnten? Oder wäre es Ihnen unangenehm gewesen? Vermutlich nicht. Das Mobiltelefon ist ein zweifellos sehr praktisches und bequemes Gerät geworden. Es mit sich zu tragen, gibt uns eine Sicherheit, die vor zwanzig Jahren noch niemand vermisst hat.

So ähnlich ist es mit Verhaltensweisen, die hypochondrische Personen einsetzen, um sich sicherer und beruhigter zu fühlen: Die Wiederholung einer diagnostischen Untersuchung beim Arzt, das Rückversichern beim Partner oder das Abtasten des eigenen Körpers dienen dazu, sich selbst davon zu überzeugen, nicht schwer krank zu sein. Wenn dies selten auftritt und nachhaltig gelingt, ist dagegen genauso wenig einzuwenden wie gegen die Nutzung eines Mobiltelefons. Ein Kennzeichen der Hypochondrie ist allerdings, dass diese Sicherheitssuche immer und immer wieder erfolgen muss. Mitunter kann das Warten auf den Arzttermin oder auf eine Gelegenheit, den Körper unbeobachtet abtasten zu können, zu einem lebensbestimmenden Inhalt werden. So wird man also von diesen Verhaltensweisen nahezu abhängig und fühlt sich – ähnlich wie beim Verlassen der Wohnung ohne Handy – nicht mehr sicher.

Arbeitsblatt 8 im Anhang (vgl. S. 87) soll Ihnen helfen, Ihre eigene Sicherheitssuche zu erkennen. Markieren Sie dort, was Sie selbst tun, um sich zu beruhigen und sich möglichst gesund zu fühlen. Sie finden dort eine Liste häufig eingesetzter Verhaltensweisen, die Sie aber ruhig durch eigene, konkrete Aspekte ergänzen können. Im nächsten Schritt sollten Sie einen Punkt von dieser Liste auswählen, der Ihnen besonders wichtig ist, z. B. weil Sie diese Verhaltensweise sehr häufig ausüben oder diese zu einer erheblichen Angstverminderung führt.

Arbeitsblatt 9 (vgl. Anhang, S. 88) gibt Ihnen die Möglichkeit, sich näher mit diesem bestimmten Aspekt der Sicherheitssuche auseinanderzusetzen. Notieren Sie dort im oberen Abschnitt, wie Sie sich fühlen, wenn Sie die Sicherheitssuche durchgeführt haben (also z. B. direkt nach dem Arzttermin, direkt nach dem Selbsttest etc.). Gehen Sie dabei davon aus, dass dieses Ereignis positiv ausgegangen ist (d. h. der Arzt oder Sie selbst fanden nichts Auffälliges bzw. nichts Neues). Schreiben Sie auch dazu, warum Sie diese Verhaltensweisen ausführen. Ergänzen Sie, wie Sie sich fühlen würden, wenn Sie keine Sicherheitssuche betrieben hätten.

Im dritten Teil dieser Übung wenden Sie sich dann wieder der anderen Seite zu: Tragen Sie auf Arbeitsblatt 10 (vgl. Anhang, S. 89) ein, warum es gut sein könnte, trotz der soeben notierten Vorteile auf die Sicherheitssuche zu verzichten (bzw. diese einzuschränken). Besonders effektiv wird diese Übung, wenn Sie sich zunächst Ihre eigenen Gedanken machen und erst danach den folgenden Kasten lesen, in dem die wesentlichen Argumente gegen die Sicherheitssuche zusammengestellt werden.

Warum Sicherheitssuche auf lange Sicht ungünstig ist

1. *Das eigentliche Ziel, die dauerhafte Befreiung von Krankheitsangst und Beschwerden, wird nicht erreicht:* Sicherheitssuche mag kurzfristig recht effektiv sein. Jedoch führt sie nicht zu einer „Heilung" von Krankheitsängsten, sondern zu ihrer Verstärkung.
2. *Die Betroffenen können so nicht lernen, eigenverantwortlich mit ihren Ängsten umzugehen:* Krankheitsangst als psychische Störung lässt sich bewältigen, wenn man sich (wie in diesem Buch beschrieben) aktiv mit ihr auseinandersetzt. Sicherheitssuchendes Verhalten stellt keine solche Auseinandersetzung dar. Vielmehr gelingt es so immer weniger, harmlose von ernsthaften Symptomen zu unterscheiden.
3. *Sicherheitssuche wird immer häufiger und irgendwann selbst bei kleinsten Beschwerden oder Ängsten eingesetzt:* Durch den kurzfristig angstreduzierenden Effekt wird Sicherheitssuche als positiv empfunden. Dies führt leider dazu, dass sie immer häufiger ausgeführt wird. Die Autorinnen haben Patienten kennengelernt, die viermal wöchentlich zu verschiedenen Ärzten gehen mussten, weil sie es ohne die medizinischen Untersuchungen nicht mehr ausgehalten haben. Andere hatten bereits zehn Darmspiegelungen hinter sich. Frauen mit langer Brustkrebsangst müssen sich mitunter mehrmals täglich am Arbeitsplatz auf die Toilette zurückziehen, um ihre Brust abzutasten.
4. *Sicherheitssuche kostet viel Zeit und Energie:* Insbesondere ärztliche Untersuchungen sind sehr zeitintensiv, von der Vereinbarung des Termins über das Warten im Wartezimmer bis hin zur Anforderung des schriftlichen Befundberichtes. Aber auch die Selbstuntersuchungen können zu einer zeitlichen Belastung werden.
5. *Sicherheitssuche hat z. T. auch direkte negative Konsequenzen:* Medizinische Untersuchungen (z. B. Röntgen) können der Gesundheit schaden. Im ärztlichen Wartezimmer besteht eine gewisse Ansteckungsgefahr. Internet-Recherchen führen oft zu neuen, verunsichernden Informationen. Ein häufig zur Rückversicherung gefragter Partner wird zunehmend davon genervt.
6. *Mit der Sicherheitssuche konzentriert man sich noch mehr auf körperliche Empfindungen und Krankheitsthemen:* Der Lupen-Effekt bei einer Fokussierung auf den Körper wurde im Kapitel 3.1.5 bereits beschrieben. Sicherheitssuche verstärkt diese Fokussierung und damit auch die körperlichen Empfindungen.

Die Schlussfolgerung aus dieser kritischen Reflexion der „falschen Freunde" zur Sicherheitssuche ist einfach geschrieben, jedoch alles andere als einfach auszuführen: Versuchen Sie, Sicherheitssuche zu vermindern. In einer Verhaltenstherapie werden Patienten ausführlich dazu angeleitet, wie sie darauf verzichten und lernen können, Ängste zunächst einmal auszuhalten. Dies ohne therapeutische Begleitung zu tun, ist ausgesprochen schwierig. Das liegt auch daran, dass viele Verhaltensweisen sehr automatisiert sind. So kann die Patientin mit Brustkrebsangst sich sehr wohl vornehmen, für eine Zeitlang ganz konsequent auf das Abtasten ihrer Brust zu verzichten. Vermutlich wird sie sich aber dennoch „selbst dabei ertappen", dass ihre Hand schon längst an der Brust ist, ohne dass sie den Vorgang vorher bewusst wahrgenommen hat. Aber auch wenn der Verzicht auf diese übermäßigen Verhaltensweisen ein zäher Prozess sein kann, hilft es bereits viel, sich damit, wie in Arbeitsblatt 10 vorgeschlagen, kritisch auseinanderzusetzen.

3.1.12 Nicht mehr vor den Ängsten davonlaufen

Zur Krankheitsangst gehören oft nicht nur die falschen Freunde der Sicherheitssuche, sondern auch das Gegenteil, sozusagen die „falschen Feinde": Situationen, Orte, Themen, die Angst machen und die man deshalb lieber vermeidet. Kapitel 1.1.4 gibt hierzu eine Übersicht und erklärt das sogenannte Vermeidungsverhalten. Vermeidung bei der Hypochondrie kann sehr unterschiedliche Formen annehmen. Betroffene können prinzipiell allem, was irgendwie mit Krankheit und Tod verbunden ist, versuchen aus dem Weg zu gehen.

Bisher wurde einiges über Arztbesuche zur Sicherheitssuche beschrieben, und hypochondrische Personen sind dafür bekannt, dass sie sehr häufig Mediziner konsultieren. Jedoch ist dies nicht immer der Fall. So kommt es mitunter auch vor, dass Krankheitsängstliche Arztbesuche vermeiden. Oder, noch belastender, sich hin- und hergerissen fühlen zwischen dem Wunsch nach einer medizinischen Rückversicherung und der Angst, der Arzt könnte die Befürchtung bestätigen oder etwas anderes Schlimmes finden.

> Vermeiden Sie Orte, Situationen, Aktivitäten oder Themen, weil sie Sie an Ihre Ängste erinnern? Wenn Ihnen hierzu etwas einfällt, notieren Sie es auf dem Arbeitsblatt 11 (vgl. Anhang, S. 90).

Vermeidung ist in vielen Situationen eine sinnvolle Strategie. Wenn wir beispielsweise nicht möchten, dass der Arbeitgeber uns auf eine Aufgabe anspricht, die wir noch nicht erledigt haben, gehen wir ihm aus dem Weg oder lenken ihn mit anderen Themen ab. Viele Menschen wiederum haben Angst zu fliegen und fahren deshalb mit dem Auto in den Urlaub. Solange Ihr Leben nicht ernsthaft darunter leidet, ist Vermeidung vollkommen in Ordnung.

Vermeidung bei Krankheitsängsten kann allerdings zu erheblicher Beeinträchtigung führen. Anna schaut sich im Kino allenfalls noch Kinderfilme an, weil die Charaktere in anderen Filmen schwer erkranken oder sterben könnten. Britta hat furchtbare Gewissensbisse, weil sie sich nicht traut, ihre beste Freundin zu besuchen, die einen Schlaganfall erlitten hat. Christian hat aufgehört, Sport zu treiben, weil ihm dabei immer schwindelig wird, was ihm große Angst bereitet. Dorothee nimmt täglich viele Kilometer Umweg auf der Fahrt zur Arbeitsstelle in Kauf, um nicht am Krankenhaus vorbeifahren zu müssen. Esther kann seit einem Jahr den Gedanken nicht loswerden, sich bei einem Krankenhausbesuch mit HIV angesteckt zu haben, lässt sich aber nicht testen aus Angst, ihre Befürchtung könnte stimmen.

> Wenn Sie sich mit Ihrem Vermeidungsverhalten aktiv auseinandersetzen möchten, überlegen Sie im nächsten Schritt, was es bedeuten würde, wenn Sie es aufgäben: Was passiert, wenn Anna in einen Film geht, bei dem der Hauptcharakter an Leukämie stirbt? Was geschieht, wenn Britta ihre beste Freundin besucht? Wie geht es Christian, wenn er wieder zum Fußballtraining geht? Wie ergeht es Dorothee, wenn sie direkt am Krankenhaus vorbei zur Arbeit fährt? Und wie geht es für Esther weiter, wenn sie den HIV-Test macht? Arbeitsblatt 12 (vgl. Anhang, S. 91) gibt Ihnen die Möglichkeit aufzuschreiben, wie es für Sie wäre, wenn Sie krankheitsangstbezogene Vermeidung aufgäben.

Im Rahmen einer Psychotherapie müsste der Patient an dieser Stelle entscheiden, ob er seine Vermeidung reduzieren möchte. Um eine fundierte Entscheidung treffen zu können, würde man gemeinsam erarbeiten und diskutieren, ob eine Verminderung bzw. ein Einstellen der Vermeidung sinnvoll und erwünscht ist. Entscheiden sich die Betroffenen dazu, sich ihren Ängsten aktiv zu stellen, werden die Situationen mit therapeutischer Begleitung aufgesucht, weil es so zunächst einmal leichter fällt.

Was, denken Sie, passiert, wenn die fünf beschriebenen Patienten nicht mehr vor ihren Ängsten davonlaufen? Wird Anna völlig verängstigt aus dem Kino kommen und danach keinen klaren Gedanken mehr fassen können? Wird Britta nur noch daran denken, dass sie wie ihre Freundin einen Schlaganfall bekommen könnte? Wird Christian beim Fußballtraining wegen eines Gehirntumors zusammenbrechen? Wird Dorothee beim Vorbeifahren am Krankenhaus unerträgliche Ängste bekommen? Wird bei Esther HIV festgestellt und wird sie danach nie wieder Freude am Leben haben?

Oder finden Sie Folgendes realistischer: Anna wird es aushalten, den Film zu schauen, auch wenn es ihr dabei erst einmal schlecht geht. Britta wird ihr schlechtes Gewissen los, wenn sie endlich ihre Freundin besucht und kann feststellen, dass man ihr den Schlaganfall nur noch ein wenig beim Sprechen anmerkt. Christian wird beim ersten Fußballtraining zunächst schwindelig, aber der Schwindel und damit die Anspannung lassen schon in der ersten Stunde nach. Dorothee ist erstaunt, dass eigentlich gar nichts passiert, wenn sie am Krankenhaus vorbeifährt und ärgert sich, dass sie vorher jahrelang den Umweg gefahren ist. Esther lässt sich auf HIV testen, der Befund ist negativ und danach ist sie sehr erleichtert.

Merke:

Die allermeisten mit Vermeidung verbundenen Befürchtungen treffen nicht ein. Aber erst das Aufsuchen der Situationen ermöglicht es den Betroffenen, sich davon zu überzeugen.

3.1.13 Der schöne Schein der Sicherheit

In den vorangegangenen Abschnitten wurden verschiedene Verhaltensweisen beschrieben, die krankheitsängstliche Menschen ausführen, um sich kurzfristig besser zu fühlen. Besser fühlen bedeutet, die Befürchtung, schwer krank zu sein, als nicht mehr so wahrscheinlich zu erachten oder vielleicht eine Weile ganz zu vergessen. Leider „verfliegt“ die Wirkung schnell wieder.

Was sich nicht nur krankheitsängstliche, sondern eigentlich alle Menschen wünschen, ist, sich einfach mit hundertprozentiger Garantie sicher zu sein, nicht schwer krank zu sein. Und für die Zukunft hätten wir gerne, dass wir auch niemals ernst krank werden. Weiter gedacht bedeutet das, dass wir uns wünschen, am besten niemals zu sterben oder, wenn es unbedingt sein muss, mit einhundert Jahren selig für immer einzuschlafen.

So nachvollziehbar diese Wünsche sind, so unrealistisch sind sie leider auch. Bis jetzt ist noch jeder Mensch irgendwann gestorben. Das einzig Sichere im Leben ist der Tod. Dennoch haben wir alle Angst davor. Keine Psychotherapie und keine Lebensweisheit kann es verhindern, dass der Tod uns Menschen eine große Ehrfurcht einflößt.

Vieles, was Patienten mit Hypochondrie tun, ist deshalb zu verstehen als ein Bewältigungsversuch in einem Kampf, der nicht zu gewinnen ist. Es gibt keine Sicherheit, gesund zu sein. Selbst in der unrealistischen Vorstellung, ein Mensch könnte ständig eine Art Ganzkörperscan erhalten, bei dem niemals etwas Auffälliges gefunden wird, ist nicht auszuschließen, dass diese Person unter einer neuen, unentdeckbaren Krankheit leidet oder schlichtweg Opfer eines Verkehrsunfalls wird.

Das heißt keinesfalls, dass man sich leichtsinnig verhalten sollte. Den Empfehlungen zu regelmäßigen Kontrolluntersuchungen, beispielsweise zur Früherkennung von Krebs, sollte man nachkommen. Genauere Informationen geben in Deutschland zum Beispiel die gesetzlichen Krankenversicherungen. Man sollte regelmäßig Sport treiben, nicht rauchen und Alkohol in genussvollem Maß verzehren. Diese Dinge sind ausgesprochen sinnvoll, aber dennoch haben wir mit solchen Verhaltensweisen nur ein gewisses Ausmaß an Kontrolle über unsere Gesundheit. Vor vielen Gefahren können wir uns letztlich nicht schützen.

Merke:

Hypochondrie bewältigen bedeutet deshalb auch, mit den Unsicherheiten leben zu lernen.

3.1.14 Zukunft gestalten

Im vorangegangenen Abschnitt wurde ausgeführt, dass man seine Gesundheit und seine Lebensdauer nur zu einem gewissen Teil beeinflussen kann. Deshalb sollte im Rahmen einer Bewältigung von Krankheitsängsten auch immer der Blick auf diejenigen Aspekte des Lebens gelenkt werden, über die wir einen hohen Anteil an Kontrolle haben. Unabhängig davon, wie viel Lebenszeit jedem einzelnen noch bleibt, ist es wichtig, diese Zeit so angenehm und wertvoll wie möglich zu gestalten. Die weiteren Arbeitsblätter sollen Ihnen deshalb helfen, die positiven Dinge zu beachten und Ziele für die Zukunft zu entwickeln.

Nicht jedem gelingt dieser Blick. Dafür gibt es verschiedene Gründe. Viele hypochondrische Menschen leiden zusätzlich an Depressionen, und ein Kernsymptom von Depression ist eine negative Sicht auf die Zukunft, auf andere Menschen und auf sich selbst. Vielleicht sind auch die äußeren Lebensumstände eines Menschen derartig, dass einem das Betrachten des Positiven einfach nicht gelingen will. Oder der Umgang mit anderen Menschen macht es einem vielleicht immer wieder schwer, Freude am Leben zu haben. Wenn solche Zustände viele Monate andauern, sind sie ebenfalls ein Grund dafür, eine Psychotherapie zu beginnen bzw. wäre es wichtig, neben der Behandlung der Krankheitsangst auch diese Schwierigkeiten zu thematisieren.

Arbeitsblatt 13 (vgl. Anhang, S. 92) beschäftigt sich damit, die lebenswerten Aspekte der Gegenwart zu betrachten. Am besten füllen Sie das Blatt am Ende eines typischen Tages aus. Notieren Sie, welchen Menschen Sie an dem Tag gern begegnet sind. Schreiben Sie es auf, falls Sie an dem Tag über etwas gelacht haben. Ergänzen Sie, ob Sie sich über etwas gefreut haben. Wenn Sie etwas Interessantes gelernt haben, schreiben Sie ebenfalls ein Stichwort dazu auf das Blatt.

Arbeitsblatt 14 (vgl. Anhang, S. 93) ist dazu gedacht, den Blick auf eine Zukunft zu richten, bei der die Beschäftigung mit Krankheitsängsten höchstens noch einen kleinen Teil ausmacht. Dort werden Sie dazu angeleitet, Wünsche und Ziele für eine kurz-, mittel- und langfristige Perspektive zu formulieren. Diese müssen nicht alle in Erfüllung gehen, es sollte Ihnen aber trotzdem ernst damit sein. Versuchen Sie, Inhalte zu finden, die nichts mehr mit Krankheit, körperlichen Missempfindungen, Arztbesuchen etc. zu tun haben.

3.1.15 Arztbesuche erfolgreich managen

Wann zum Arzt gehen?

Auch wenn sie in diesem Ratgeber zumeist kritisch betrachtet wurden: Arztbesuche können Leben retten. Und selbstverständlich sind diese aus vielen weiteren Gründen wertvoll und sinnvoll. Wenn sie eigentlich nur zur Rückversicherung dienen, die Betroffenen aber eigentlich besser selbst mit ihren Beschwerden und Ängsten umgehen sollten, ist es besser, sie zu unterlassen. Andernfalls ist es aber selbstverständlich ausgesprochen sinnvoll, einen Arzt zu konsultieren. Die „reine Rückversicherung" aber vom „sinnvollen Anlass" zu unterscheiden, ist für Krankheitsängstliche ausgesprochen schwer. Meistens fühlt sich zunächst alles ernst und sinnvoll an.

Bei einem Beinbruch ist es keine Frage, ob man zum Arzt geht, und bei einer Grippe braucht man nach einer Zeit auch schlichtweg eine Krankschreibung durch einen Arzt. Aber mit vielen Beschwerden, wie Bauchschmerzen, Muskelzuckungen oder Taubheitsempfindungen verhält es sich schon anders. Klare Regeln, wie z.B. „Wenn die Schmerzen extrem stark sind, sollten Sie zum Arzt gehen", oder „Wenn Sie eine neue Beschwerde haben, sollten Sie einen Arzt aufsuchen" kann man hier nicht erstellen. Die Betroffenen müssen lernen, zwischen ernsten und krankheitsängstlichen Anlässen zu unterscheiden und eigene Maßstäbe dafür zu entwickeln. Alle im Buch aufgeführten Strategien sollen bei diesem Lernen helfen, und auch eine gute Psychotherapie tut dies. Ergänzend kann man noch versuchen, die folgende Maßnahme zur Unterstützung einzusetzen: Versuchen Sie, den Drang, einen Arzt aufzusuchen, für eine festgelegte Zeit aufzuschieben. Wie lange Sie beschließen, zu warten, sollten Sie selbst überlegen. Je nach Situation kann es schon eine schwere Übung sein, einen Tag lang abzuwarten. Bei anderen Beschwerden oder Ängsten ist das längere Aufschieben des Arztbesuches, beispielsweise ein Monat lang, sinnvoll. In dieser Zeit reduzieren sich die Ängste in der Regel von allein und es wird leichter, „mit klarem Kopf" über die körperlichen Missempfindungen zu entscheiden. Vielleicht haben sie sich aber bis dahin ohnehin schon deutlich gebessert.

Wie gestaltet man den Arztbesuch?

Unserer Erfahrung nach fällt es hypochondrischen Personen gar nicht so leicht, bestmöglich von einem Arztbesuch zu profitieren. Verschiedene Untersuchungen weisen darauf hin, dass Krankheitsängstliche sich während des Arztbesuches schlechter konzentrieren können und nach dem Gespräch größere Schwierigkeiten haben, sich an die Äußerungen des Arztes zu erinnern. Studienergebnisse lassen auch vermuten, dass Krankheitsängstliche die Arztbesuche manchmal sogar negativ verzerrt erinnern. Das bedeutet, dass sie die Informationen als bedrohlicher im Gedächtnis haben, als sie vom Arzt gesagt wurden. Diese Erscheinungen sind nicht weiter verwunderlich, wenn man bedenkt, dass eine hypochondrische Person ja recht aufgeregt ist, wenn sie sich ärztlich untersuchen lässt. Umso wichtiger ist es aber, dafür zu sorgen, dass alle Fragen gestellt und die Äußerungen des Arztes verstanden werden. Die folgenden Empfehlungen sollen helfen.

Tipps zum Arztbesuch

- Schreiben Sie sich Ihre Fragen auf, die Sie an den Arzt haben. Beschränken Sie sich auf ein bis drei Fragen, die Ihnen am wichtigsten sind.
- Wenn Sie etwas nicht verstehen, was der Arzt sagt, fragen Sie nach. Ärzte müssen in kurzer Zeit viele Informationen vermitteln. Außerdem müssen sie häufiger am Tag das Gleiche sagen. Das macht sie manchmal etwas ungeduldig. Aber lassen Sie sich davon nicht entmutigen. Es ist besser für Sie und den Arzt, wenn Sie für ein paar Minuten beharrlich bleiben, als dass Sie schon bald wiederkommen. Fragen Sie so lange, bis Sie das Wichtigste verstanden haben.
- Schreiben Sie sich die wichtigsten Äußerungen des Arztes noch während des Kontaktes auf. Bitten Sie den Arzt zu prüfen, ob es korrekt ist.
- Suchen Sie sich Verstärkung. Bitten Sie jemanden, Sie zum Arzt zu begleiten. Die Person kann mit darauf achten, dass die wesentlichen Punkte geklärt wurden. Dadurch wird es auch weniger wahrscheinlich, dass es zu den oben beschriebenen negativen Erinnerungsverzerrungen kommt.

3.1.16 Internetrecherchen: Ja – nein – vielleicht?

Vor einigen Jahren wurde für Menschen, die exzessiv im Internet zu Krankheiten recherchieren und dadurch ihre Ängste steigern, ein neues Modewort erfunden: Es handelt sich um sogenannte Cyberchonder. Das Erscheinungsbild heißt Cyberchondrie. Zwar gibt es bisher kaum Untersuchungen dazu, aber in der Presse findet man dieses neue Schlagwort mittlerweile relativ häufig.

In den Abschnitten zur Sicherheitssuche (vgl. Kapitel 3.1.11) wurden Internetrecherchen als Beispiel für Sicherheitssuche aufgeführt. Man geht davon aus, dass Betroffene mittels Suchmaschinen (z. B. Google) versuchen, Erklärungen für ihre Beschwerden zu finden. Auch wenn mit dem Beginn der Recherche vielleicht noch die Hoffnung auf Beruhigung ausschlaggebend ist, endet diese aber zumeist mit Verunsicherung. Denn die Antwort „Diese Beschwerden sind vermutlich völlig unbedenklich. Durch Angst, bedrohliche Bewertungen und Aufmerksamkeitsfokussierung können eine Vielzahl neuer Missempfindungen wahrgenommen werden. Bei langandauernder Krankheitsangst wird die Konsultation eines Psychotherapeuten empfohlen“ findet man leider nie. Stattdessen wird man mit vielen, sehr unterschiedlichen und nicht unbedingt auf die eigenen Beschwerden zutreffenden möglichen Erklärungsursachen konfrontiert. In dieser Informationsflut kann man sich verlieren, wird dann immer beunruhigter und sucht weiter und weiter, um eine beruhigende Rückversicherung zu finden. Manchmal wird man dadurch immer besorgter und es schadet mehr, als es nützt. Viele Patienten mit Hypochondrie beschreiben deshalb, auf die Informationssuche bzgl. Krankheiten im Internet nach vielen unangenehmen Erfahrungen vollständig zu verzichten. Für Menschen, die unter stark ausgeprägten Krankheitsängsten leiden, ist dies auch wirklich zunächst zu empfehlen. Wenn Sie neugierig sind und damit noch nicht viel Erfahrung haben, können Sie sich einmal ein wenig im Internet „treiben lassen“, nachdem Sie in eine Suchmaschine die Wörter „einseitiger Kopfschmerz“, „Schwindel“ und „Übelkeit“ eingegeben haben. Welche Krankheiten begegnen Ihnen auf Ihrer Suche?

Zwar ist es bei starker Krankheitsangst zunächst ratsam, die betreffenden Internetrecherchen zu unterlassen. Allerdings wäre es doch unsinnig, in der heutigen Zeit Krankheitsrecherchen im Internet vollständig für schädlich zu erklären. Im Rahmen einer Psychotherapie können Informationen aus dem Internet bewusst herangezogen werden, um sich aktiv mit Krankheitsthemen auseinanderzusetzen. Kapitel 3.1.12 erklärt genauer, warum. Zum anderen können diese Recherchen hilfreich sein, um konkrete und überschaubare Fragen zu beantworten. Ein Beispiel für eine solche hilfreiche Suche wäre, wenn ich einen Begriff aus dem Arztgespräch nicht kenne und nach einer Erklärung suche.

Tipps zum Umgang mit Krankheitsrecherchen im Internet

1. Noch bevor Sie loslegen: Fragen Sie sich, ob eine Internetrecherche zu diesem Zeitpunkt das richtige für Sie ist. Könnte es sein, dass es Ihnen danach noch schlechter geht? Wenn Sie sich unsicher sind, machen Sie mindestens eine Stunde etwas anderes und fragen sich dann erneut, ob es gut wäre, zu recherchieren.
2. Bevor Sie sich dem Computer zuwenden: Fragen Sie sich, was Sie herausfinden möchten. Schreiben Sie es auf einen Zettel. Verlieren Sie Ihr Ziel nicht außer Augen. Arbeiten Sie möglichst so lange, bis Sie Antworten auf Ihre Fragen gefunden haben. Beispiele für Fragen sind „Wie häufig ist Brustkrebs bei einer 50-jährigen Frau?“, „Wie diagnostiziert man Multiple Sklerose?“, „Welche Formen von Hautkrebs gibt es?“.
3. Bedenken Sie bei allem, was Sie finden, dass Sie es nirgendwo mit der „absoluten Wahrheit“ zu tun haben:
   a. Die Einträge von Informationssystemen wie Wikipedia werden von den Nutzern selbst erstellt und können Fehler haben. Auch spezielle Gesundheitsinformationsdienste verfolgen nicht immer den Zweck einer bestmöglichen Aufklärung. Mitunter werden Sie sogar von einer Pharmafirma erstellt, die dabei im Wesentlichen kommerzielle Zwecke verfolgt.
   b. Besonders bedenklich sind Austauschforen, in denen Menschen völlig unkontrolliert niederschreiben, was sie denken oder angeblich erlebt haben. Hier finden sich u. U. abstruse Fehlinformationen. Weiterhin schreiben in den Foren eigentlich nur von Krankheiten Betroffene (oder vermeintlich Betroffene). Gesunde Menschen haben i. d. R. Besseres zu tun, als ausführliche Einträge in Foren vorzunehmen. Einen spannenden Text über eine Person, die verschiedene körperliche Empfindungen hatte, die ihr völlig egal waren und die nach einer Weile auch von allein wieder verschwanden, findet man in Krankheitsforen vermutlich nicht.
4. Bedenken Sie, dass das Gehirn nicht wie ein Computer funktioniert: Wir speichern nicht völlig objektiv jede Information an einem neuen Platz. Eher muss man sich unser Gedächtnis vorstellen wie ein komplexes Netz. Und unsere Empfindungen sind ganz entscheidend dafür, was wir wie speichern.
   a. Zum Beispiel halten wir das, was wir erlebt haben, immer für wahrscheinlicher, als dass, was uns unvertraut ist. Wenn Sie also eine

Person mit Parkinson-Erkrankung kennen, halten Sie diese Krankheit vermutlich für häufiger als jemand, dem noch nie ein Parkinson-Kranker über den Weg gelaufen ist.

b. Außerdem sind unsere Erlebnisse sehr stark davon geprägt, welche Gefühle wir dabei haben. Lesen wir eine dramatische Geschichte über den an ALS (amyotropher Lateralsklerose) erkrankten Benjamin, erleben wir dabei möglicherweise intensive negative Gefühle wie Angst. Dann prägt sich das Beschwerdebild besser ein und wir halten die Erkrankung auch für viel wahrscheinlicher, falls wir an uns selbst ein mögliches ALS-Symptom feststellen. Anders wird es jemand gehen, der einen nüchternen Fachartikel über die biologischen Prozesse bei *ALS* gelesen hat.

3.2 Wie sieht die Behandlung aus und was kann ich dazu beitragen?

Wenn Hypochondrie im Sinne einer psychischen Störung vorliegt, genügt es oft nicht, diese selbst oder allenfalls mit Ratgebern wie diesem zu bewältigen. Vielmehr ist es empfehlenswert, eine ambulante Psychotherapie zu beginnen.

Verhaltenstherapie ist ein Verfahren, dass in Deutschland als anerkanntes Therapieverfahren von den Krankenkassen bezahlt wird und gleichzeitig das einzige, für das Studien einheitlich eine gute Wirksamkeit bei Hypochondrie belegen. Alles hier im Buch Notierte bezieht sich deshalb auf die Modelle und die Behandlungselemente der Verhaltenstherapie (häufig auch als Kognitive Verhaltenstherapie bezeichnet).

Psychotherapie wird, sofern von einem Psychologischen Psychotherapeuten oder Facharzt die Indikation dafür gestellt wird, von den gesetzlichen Krankenkassen (sowie den privaten Krankenversicherungen je nach Vereinbarung) in Deutschland übernommen. Für länger andauernde Psychotherapien muss ihr Psychotherapeut ein mehrseitiges Gutachten erstellen, aufgrund dessen dann ein Stundenkontingent bewilligt wird. Dieses kann, muss aber nicht ausgeschöpft werden, vielmehr gilt hier: So viel wie nötig, so wenig wie möglich.

Im Rahmen der ersten (sogenannten probatorischen) Sitzungen erhebt der Therapeut mit Ihnen in der Regel eine ganze Reihe an Informationen, u. a.

muss neben der Diagnose der Hypochondrie auch bestimmt werden, ob noch weitere psychische Störungen von Krankheitswert vorliegen.

Nach der Bewilligung der Psychotherapie durch die Krankenkasse ist es für eine Zeitlang empfehlenswert, wöchentliche Sitzungen durchzuführen. In der Regel werden diese etwa fünfzig Minuten dauern. Für bestimmte Themen oder Übungen wird aber auch etwas mehr Zeit benötigt, sodass ein Therapietermin auch einmal einige Stunden in Anspruch nehmen kann. Eine Psychotherapie kann jederzeit ohne die Angabe von Gründen abgebrochen werden, aber Psychotherapeuten sind selbstverständlich über eine offen mitgeteilte Beendigung dankbar.

Die Gesamtdauer einer Psychotherapie für Hypochondrie ist sehr unterschiedlich. Besteht die Krankheitsangst noch nicht so lange und handelt es sich um leichtere Formen, sind gelegentlich bereits acht Sitzungen ausreichend. Sollte die Behandlung aber durch weitere psychische Störungen (bei sogenannter Komorbidität) erschwert werden, kann sie unter Umständen auch ein Jahr oder länger dauern. Möglicherweise werden auch weitere Problembereiche, z. B. familiäre Konflikte oder die Wiederaufnahme sozialer oder beruflicher Aktivitäten, Thema der Gespräche sein.

Änderung erfolgt dadurch, dass man etwas ändert. Das gilt auch für jegliche Form von Psychotherapie. Eine Verbesserung innerer Zustände und äußerlichen Verhaltens kann nur erfolgen, wenn sich die Patienten in allen denkbaren Formen aktiv daran beteiligen. Psychotherapie ist keine Waschanlage, aus der Menschen von psychischen Störungen freigewaschen wieder herauskommen. Psychotherapie ist eine Reise, bei der Therapeut und Patient gemeinsam Ziel und Tempo bestimmen, man aber ständig unterwegs ist und auch unwegsames Gelände beschreiten muss. Der Therapeut ist dafür zuständig, den Patienten aktiv bei den Veränderungen zu unterstützen. Am Ende der Therapie soll der Betroffene eigenständige Lösungswege im Umgang mit seinen Problembereichen entwickeln und umsetzen können. Die 14 in diesem Ratgeber enthaltenen Arbeitsblätter werden Patienten in ähnlicher Form auch im Rahmen einer Verhaltenstherapie erhalten oder gemeinsam mit Ihrem Therapeuten entwickeln. In der Regel besteht die Therapie nicht nur aus den wöchentlichen Sitzungen, sondern auch aus der möglichst täglichen Auseinandersetzung mit den Therapiethemen, z. B. in Form von Hausaufgaben.

Das aktive Engagement in einer Psychotherapie erstreckt sich aber noch weiter: Versuchen Sie, so offen und ehrlich wie möglich mit ihrem Psychotherapeuten umzugehen. Fragen Sie nach, wenn Sie etwas nicht verstanden haben. Sagen Sie Bescheid, wenn Ihnen eine Aufgabe zu schwer oder zu leicht vorkommt. Wenn Sie vor einer Übung große Angst haben, sprechen Sie dies an. Auch kann es gelegentlich vorkommen, dass Sie sich von Ihrem Therapeuten missverstanden oder schlecht behandelt fühlen – thematisieren Sie dies. Auch Psychotherapeuten sind nur Menschen, sie machen Fehler, können sich aber i. d. R. auch gut anpassen, wenn sie darüber informiert werden, wo das Problem besteht.

3.3 Medikamentöse Therapie der Hypochondrie

Leider gibt es nur sehr wenige wissenschaftliche Untersuchungen zur Wirksamkeit von Medikamenten gegen Hypochondrie. Und kaum eine davon entspricht den aktuellen Qualitätsstandards für Medikamentenüberprüfungen. Nur anhand solcher kann man klar auf die Wirkung des Medikamentes rückschließen (anstatt auf Lern- und Erwartungseffekte, die sogenannten Placebo-Wirkungen).

Alle Medikamentenstudien zur Hypochondrie beziehen sich auf die Gruppe der Antidepressiva. Am häufigsten überprüft wurden dabei die sogenannten Selektiven Serotonin-Wiederaufnahmehemmer. In einer großen Untersuchung aus den Niederlanden zeigte sich, dass diese in etwa gleich erfolgreich waren wie eine Kognitive Verhaltenstherapie. Allerdings gibt es an dieser Studie (sowie an allen anderen Medikamentenstudien) einen entscheidenden Kritikpunkt: Die positiven Wirkungen der Antidepressiva können nur nachgewiesen werden, solange die Patienten die Medikamente noch einnehmen. Deshalb ist fraglich, ob man überhaupt von einer Therapie (im Sinne von Heilung) sprechen kann. Über das, was mit der Hypochondrie passiert, wenn die Patienten ihre Antidepressiva wieder absetzen, ist nichts Nennenswertes aus der Forschung bekannt. Es wäre gut vorstellbar und durchaus wahrscheinlich, dass sich die Krankheitsängste nach dem Absetzen der Medikamente wieder verstärken.

Auch wenn die wissenschaftliche Basis dünn ist, kann es Fälle geben, in denen Psychopharmaka zu empfehlen sind. Ein Beispiel wäre, dass gleichzeitig noch eine Depression vorliegt, d. h. die Betroffenen leiden neben ihren Krankheitsängsten noch unter dem Verlust von Energie, Freude und Interesse. Eine Arbeit an Bewältigungsstrategien, wie sie z. B. in diesem Buch beschrieben sind, fällt dann verständlicherweise noch viel schwerer. Ein Antidepressivum könnte dann beiden psychischen Problembereichen entgegenwirken. Auch gibt es immer wieder einzelne Patienten, die von der Einnahme eines modernen Antidepressivums spürbar schnell profitieren, und denen es mit der dann schon gebesserten Situation leichter fällt, ihre eigenen Kräfte für eine weitere Minderung der Krankheitsängste einzusetzen. Auch wenn Betroffene das Gefühl haben, eigentlich schon „alles" im Bereich von Selbsthilfe und Psychotherapie vergeblich ausprobiert zu haben, sollte man erwägen, sich bzgl. eines Psychopharmakons fachlich beraten zu lassen.

Es ist zu empfehlen, die Beratung zu Medikamenten gegen Hypochondrie von einem Facharzt vornehmen zu lassen. Dafür zuständig sind sogenannte Fachärzte für Psychiatrie. Entscheidet man sich für die Einnahme eines solchen Medikamentes, sollte man es für mindestens vier Wochen täglich einnehmen. Denn anfänglich gelegentlich auftretende unerwünschte Wirkungen, wie Übelkeit, sexuelle Probleme oder Schlafstörungen, lassen nach einigen Wochen oftmals nach, während die positive Wirkung unter Umständen Wochen auf sich warten lassen kann.

3.4 Was kann ich von der Behandlung erwarten?

Die Wirksamkeit der auf die Behandlung von Krankheitsängsten und Hypochondrie ausgerichteten Verhaltenstherapie (bzw. Kognitiven Verhaltenstherapie) ist sehr gut belegt. Entsprechend wird die Verhaltenstherapie bei Vorliegen einer hypochondrischen Störung als psychotherapeutisches Verfahren der ersten Wahl von der zentralen Fachgesellschaft wissenschaftlich tätiger Psychologen (Deutsche Gesellschaft für Psychologie, Fachgruppe Klinische Psychologie und Psychotherapie, Martin et al. 2013) empfohlen.

Was ändert sich durch die Therapie?

Es kommt zu einer deutlichen Verbesserung der Krankheitsangststörung. Dazu zählen beispielsweise folgende einzelne Veränderungen:

- Die Angst, unter einer schweren Krankheit zu leiden, nimmt ab.
- Körperliche Empfindungen werden nicht mehr automatisch als Krankheitszeichen gewertet.
- Das Risikoerleben, unter einer spezifischen Krankheit zu leiden, verändert sich.

- Körperlichen Veränderungen wird eine geringere Aufmerksamkeit geschenkt.
- Es entwickelt sich eine bessere Toleranz für alltägliche körperliche Missempfindungen.

Insgesamt – und das ist aus unserer Sicht sehr wichtig – kehrt das Vertrauen der Betroffenen in den eigenen Körper und in die eigenen Bewältigungsstrategien zurück. Daraus ergeben sich eine Reihe weiterer Veränderungen für den Lebensalltag. Dies kann in einem Fall die Wiedererlangung der Arbeitsfähigkeit, in einem anderen Fall die Wiederaufnahme sozialer Aktivitäten und wieder in einem anderen Fall die Umsetzung von Sport oder anderen körperlich fordernden Tätigkeiten bedeuten. Parallel zu diesen Veränderungen ist auch nachgewiesen, dass begleitende Depressionen oder generelle Ängste abnehmen.

Gemäß der aktuellen Befundlage ist es also durchaus angebracht, sich von der Hypochondrie-spezifischen Therapie deutliche Verbesserungen der Beschwerden und der eigenen Lebensqualität zu erwarten. Nicht immer wird die Therapie jedoch dazu führen, dass unmittelbar zum Ende der Behandlung auch eine Heilung (im Sinne eines vollständigen Verschwindens der Probleme oder Symptome) besteht. Dies kann beispielsweise der Fall sein, wenn bereits seit sehr langer Zeit nicht nur Krankheitsängste, sondern anhaltende Schmerzen oder andere körperliche Beschwerden bestehen. Man muss sich insgesamt darüber klar sein, dass die Therapie – insbesondere die in Studien geprüften Programme – meist relativ kurz bzw. immer zeitlich begrenzt ist und damit Anstöße zur Veränderung gibt. Daher können auch nach dem formalen Abschluss der Therapie weitere Verbesserungen auftreten (und das ist sicher einer der größten Unterschiede zur medikamentösen Therapie).

Bemerkenswert ist aber, dass gerade auch Personen, die anfänglich unter sehr intensiven Krankheitsängsten leiden, sehr gut von der Therapie profitieren können.

Ist Verhaltenstherapie gleich Verhaltenstherapie?

Unter dem gemeinsamen „Dach“ dieser Verhaltenstherapie finden sich mittlerweile recht unterschiedliche Begriffe mit leicht verschiedenen Schwerpunkten. So setzen einige Behandlungsprogramme vor allem an den relevanten Bewertungen und Krankheitsgedanken an (bezeichnet als „Kognitive Therapie“). Andere beziehen sich stärker auf die Veränderung des Verhaltens durch die Auseinandersetzung mit angstauslösenden Situationen und Bedingungen und den Verzicht auf Sicherheitssuche (bezeichnet als „Expositionstherapie“ oder „Behaviorale Therapie“). Meistens aber setzt die Hypochondrie-spezifische Therapie umfassend an allen Ebenen des Erlebens und Verhaltens an.

Außerdem wurden in den letzten zehn Jahren Therapieprogramme als erfolgreich belegt, in denen auch Übungen zur „Achtsamkeit“ und „Akzeptanz“ integriert wurden. Achtsamkeit wurde bereits in Kapitel 3.1.9 kurz beschrieben unter dem Begriff „Bewertungsfreie Wahrnehmung“. Unter Achtsamkeit wird eine innere Haltung verstanden, die Erfahrungen im aktuellen Moment bewusst und ohne vorschnelle Bewertungen zu erleben. Eine achtsame Haltung wirkt unproduktivem Grübeln entgegen. Sie kann helfen, eine größere Distanz zu den sonst schnell ablaufenden Bedrohungs- und Angstgedanken zu schaffen. In Ergänzung dazu zielen Maßnahmen zur Akzeptanz darauf ab, das innere Erleben in dem Moment der Erfahrung anzunehmen, insgesamt jedoch das eigene Handeln wieder stärker in Verbindung mit persönlich relevanten Zielen zu bringen.

Bislang gibt es kaum Belege, ob eine Variante dieser Verhaltenstherapien einer anderen überlegen wäre. Am besten abgesichert ist die weiter oben dargestellte Kombination aus verschiedenen sogenannten kognitiven und verhaltensbezogenen Elementen – aber auch die jüngsten Neuerungen sind sehr vielversprechend. Wichtig ist vor allem, dass all diese Hypochondrie-spezifischen Therapien wirksam sind. In der Praxis richtet sich die Entwicklung des Behandlungsplans an der Symptomatik des einzelnen, deren jeweiligen aufrechterhaltenden Bedingungen und den gemeinsam mit dem Therapeuten vereinbarten Zielsetzungen aus. Berücksichtigt wird dabei natürlich auch, wenn weitere Problembereiche therapierelevant sind. So können beispielsweise auch Methoden zur Verbesserung der Stressbewältigung, der Problemlösung, der Entspannungsfähigkeit, der Bewältigung körperlicher Beschwerden oder sogar noch weitergehend Maßnahmen zur Stärkung des Selbstwerts wichtig sein.

Kommen auch andere Psychotherapien in Frage?

Für andere psychotherapeutische Verfahren liegen bislang nicht genug einschlägige Forschungsarbeiten vor, sodass über ihre Wirksamkeit keine gesicherte Aussage getroffen werden kann. Natürlich kann es dennoch hilfreich sein, eine Psychotherapie einer anderen Grundorientierung aufzusuchen

(z. B. eine tiefenpsychologisch fundierte Therapie). Wir empfehlen in jedem Fall, sich über die geplante Behandlung bei dem jeweiligen Therapeuten genau zu informieren. Unabhängig von dem zur Verfügung stehenden psychotherapeutischen Verfahren sind zwei weitere Faktoren für die erfolgreiche Bewältigung der Krankheitsangst wichtig:

- Eine vertrauensvolle Arbeitsbeziehung zwischen der Behandlung aufsuchenden Person und der Therapeutin bzw. dem Therapeuten.
- Die eigene Bereitschaft, aktiv an Veränderungsschritten mitzuwirken und Änderungen auch in der alltäglichen Lebensführung umzusetzen.

3.5 Was kann man als Angehöriger unternehmen?

Angehörige von Menschen mit psychischen Erkrankungen sind oft in keiner leichten Situation. Es ist schwer, jemanden leiden zu sehen. Man möchte helfen, weiß aber nicht wie. Die meisten Versuche dazu laufen ins Leere. Das macht zunehmend hilflos, und zur längeren Hilflosigkeit kommt dann häufig noch ein Genervtsein. Deshalb sei eingangs erwähnt, dass Angehörige nur einen kleinen Beitrag dazu leisten können, dass sich das Befinden des Betroffenen bessert: *Versuchen Sie zu akzeptieren, dass Ihr Einfluss hier begrenzt ist.*

Psychische Störungen im Allgemeinen sind etwas so Sensibles, dass Betroffene auch sehr vertraute Personen oft nicht nah an das Problem heranlassen. Änderung braucht Zeit.

Oft ist es aber hilfreich, das Krankheitsbild Hypochondrie erst einmal zu verstehen. Auch dafür wurde dieser Ratgeber geschrieben. Er soll auch Angehörigen dazu verhelfen, Hypochondrie nicht mehr als Spielfilm-Klischee, sondern als psychische Störung zu verstehen. Hypochondrie kann jeden treffen und ist in kleinen, gesunden Anteilen auch in fast jedem vorhanden. *Versuchen Sie also, Krankheitsangst zu verstehen.*

Wenn Hypochondrie tatsächlich als voll ausgeprägtes Störungsbild vorliegt, ist eine regelgerechte, von den Krankenkassen bezahlte Psychotherapie das Mittel der Wahl. *Wenn Sie also auf etwas hinwirken möchten, dann auf das Aufsuchen eines Psychotherapeuten.* Psychische Störungen sind zu komplex, als dass sie mit einfachen Tipps oder nicht dafür ausgebildeten Personen in den Griff bekommen werden könnten. Bei dem Rat, einen Psychotherapeuten aufzusuchen, ist viel Feingefühl angesagt: Schlagen Sie Ihre Idee zu häufig oder zu nachdrücklich vor, kann es eher dazu führen, dass sich der Betroffene nicht verstanden oder abgewertet fühlt. Weniger ist also mehr.

Eine Besonderheit der Hypochondrie ist es, dass Partner oder andere Nahestehende direkt in die Dynamik der Krankheitsangst eingebunden werden können. In Kapitel 3.1.11 erfahren Sie einiges über die Sicherheitssuche Krankheitsängstlicher: Wenn die Angst, krank zu sein, stark wird, fragen Patienten unter Umständen auch ihre Angehörigen um Rückversicherung. So bittet eine junge Frau, die Angst hat, Hautkrebs zu haben, ihren Partner darum, die Hautflecken zu betrachten, weil sie nach zahlreichen Selbstuntersuchungen gar nicht mehr entscheiden kann, was auffällig aussieht und was nicht. Auch bei der Frage, ob man zum Arzt gehen sollte oder nicht, handelt es sich um eine Rückversicherung im Rahmen dieser Sicherheitssuche. *Wenn Sie das Gefühl haben, stark in die übermäßige Sicherheitssuche eines Angehörigen eingebunden zu werden, sollten Sie dies zunächst einmal nur ansprechen.* Ob Sie dann letztlich weiterhin bei einer Entscheidung zum Arzt zu gehen mithelfen, oder eine Untersuchung des Körpers durchzuführen, ist dabei zunächst nicht so wesentlich. Erst wenn dem Patienten, z. B. im Rahmen einer Psychotherapie, der Mechanismus der Sicherheitssuche klar geworden ist und er sich deutlich dagegen ausgesprochen hat, hat es Sinn, ihn dahingehend zu unterstützen und für diese Themen nicht mehr zur Verfügung zu stehen. In einer Verhaltenstherapie würden Sie als Angehörige aber in der Regel zu einer Therapiesitzung eingeladen, um diese Dinge gemeinsam zu besprechen.

Anhang

Zitierte Literatur

American Psychiatric Association. (2015). *Diagnostisches und Statistisches Manual Psychischer Störungen – DSM-5* (Deutsche Ausgabe herausgegeben von Peter Falkai und Hans-Ulrich Wittchen, mitherausgegeben von Manfred Döpfner et al.). Göttingen: Hogrefe.

Dilling, H. & Freyberger, H. J. (2013). *Taschenführer zur ICD-10-Klassifikation psychischer Störungen* (7., überarb. Aufl.). Bern: Huber.

Hautzinger, M. (2006). *Ratgeber Depression* (Ratgeber zur Reihe Fortschritte der Psychotherapie, Bd. 13). Göttingen: Hogrefe.

Heinrichs, N. (2007). *Ratgeber Panikstörung und Agoraphobie* (Ratgeber zur Reihe Fortschritte der Psychotherapie, Bd. 14). Göttingen: Hogrefe.

Hoyer, J., Beesdo-Baum, K. & Becker, E. (2016). *Ratgeber Generalisierte Angststörung* (Ratgeber zur Reihe Fortschritte der Psychotherapie, Bd. 15, 2., aktualisierte Aufl.). Göttingen: Hogrefe.

Korn, O. & Rudolf, S. (2015). *Sorgenlos und grübelfrei: Wie der Ausstieg aus der Grübelfalle gelingt*. Weinheim: Beltz.

Martin, A., Härter, P., Henningsen, P., Hiller, W., Kröner-Herwig, B. & Rief, W. (2013). *Evidenzbasierte Leitlinie zur Psychotherapie somatoformer Störungen und assoziierter Syndrome* (Evidenzbasierte Leitlinien Psychotherapie, Bd. 4). Göttingen: Hogrefe.

Molière, J.-B. (2015). *Der eingebildete Kranke. Komödie in drei Akten*. (Übers. u. Nachw. D. Diestelmaier-Haas). Ditzingen: Reclam.

Reinecker, H. (2006). *Ratgeber Zwangsstörungen* (Ratgeber zur Reihe „Fortschritte der Psychotherapie“, Bd. 12). Göttingen: Hogrefe.

Schienle, A. & Leutgeb, V. (2014). *Angst vor Blut und Spritzen* (Ratgeber zur Reihe „Fortschritte der Psychotherapie“, Bd. 29). Göttingen: Hogrefe.

Wolkenstein, L. & Hautzinger, M. (2015). *Ratgeber Chronische Depression* (Ratgeber zur Reihe „Fortschritte der Psychotherapie“, Bd. 30). Göttingen: Hogrefe.

Weiterführende Literatur

Bleichhardt, G. & Martin, A. (2010). *Hypochondrie und Krankheitsangst* (Fortschritte der Psychotherapie, Bd. 41). Göttingen: Hogrefe. http://dx.doi.org/10.1007/978-3-662-44177-0

Bleichhardt, G. & Weck, F. (2015). *Kognitive Verhaltenstherapie bei Hypochondrie und Krankheitsangst.* Berlin: Springer. http://dx.doi.org/10.1007/978-3-642-12119-7

Kleinstäuber, M., Thomas, P., Witthöft, M. & Hiller, W. (2012). *Kognitive Verhaltenstherapie bei medizinisch unerklärten Körperbeschwerden und somatoformen Störungen*. Berlin: Springer. http://doi.org/10.1007/978-3-642-20108-0

Hypochondrie in den Unterhaltungsmedien

Filme

Hannah und ihre Schwestern (US-Filmkomödie, 1986). Woody Allen verkörpert, wie in fast allen seiner älteren Filme, sich selbst. In der Figur des geschiedenen Mickeys stellt er den perfekten Hypochonder dar. Selbstverständlich ist der Charakter deutlich überzeichnet und immer schwer gebeutelt von seinen Ängsten, aber Mickey bleibt nachvollziehbar und liebenswert. Mögliche Verwirrungen in Zusammenhang mit ärztlichen Untersuchungen (z. B. zum Umgang mit einem Verdacht auf Hirntumor) werden annäherungsweise realistisch, gleichzeitig mit viel intelligentem Humor, in Szene gesetzt.

Der Super-Hypochonder (belgisch-französische Filmkomödie, 2014) dreht sich um einen leider sehr überdrehten Mann mittleren Alters, gespielt von Dany Boon. Anders als der Titel verspricht, geht es weniger um das klassische Bild der Hypochondrie: Der Zuschauer muss mehrfach mitleiden, wenn der Protagonist Romain sich wegen seiner Infektionsangst immer wieder Desinfektionslösung in die tränenden Augen reibt. Wer sich bei den Anfangsszenen amüsiert – Romain verlässt fluchtartig eine Silvesterparty, weil er sich panisch vor den Küssen um Mitternacht fürchtet – findet vermutlich auch Vergnügen am ganzen Film.

Bücher

Dennis DiClaudio (2006): *Der kleine Hypochonder. Lexikon der eingebildeten Krankheiten*. München: DVA. Der geneigte Leser findet hier die Darstellung von fünfundvierzig sehr seltenen und sehr unangenehmen Erkrankungen. Diese werden humoristisch dargestellt und abschreckend illustriert. Dem Klischee des „immer nach einer neuen Idee suchenden" Hypochonders wird es damit gerecht.

Robert Griesbeck (2010): *Gesund sein kann ja jeder. Überlebenshilfe für Hypochonder*. München: Knaur TB. Kluges und sehr lustiges Buch über die Hypochondrie und seine Betroffenen. Auch hier wird zwar jedes Klischee bedient (Klappentext: „Hypochonder sind die besseren Menschen: Sie lesen viel, verreisen selten, sind aufgeschlossene Gesprächspartner, …"), und davon stimmt nicht alles. Aber dennoch vermittelt Griesbeck mit seinen humorvollen Erlebnissen als Ich-Erzähler eine Menge intelligenter Lebensweisheiten.

Erik Heintz und Severin Groebner (2010): *Der Hypochonder. Ein Handbuch für alle, die gern leiden.* München: Südwest Verlag. Die Autoren beschreiben Hypochondrie, aber auch die verschiedenen somatoformen Störungen, bei denen unklare Körperbeschwerden im Vordergrund stehen. Es sind viele hilfreiche Informationen zu körperlichen und psychischen Vorgängen enthalten. Zum Beispiel beschreibt das Kapitel 04.2 „Hypochonder-Yoga"-Übungen, die sich gut auf unser Kapitel 3.1.8 („Stellen Sie Ihren Körper auf die Probe!") beziehen. Auch Humor und didaktische Aufbereitung sind viel angenehmer, als es der Untertitel erwarten ließe.

Wendy Marston (2005): *Das kleine Buch für Hypochonder.* Oldenburg: Lappan. In diesem Büchlein sind Hunderte von Gesundheitsrisiken humoristisch aneinander gereiht (z. B. S. 14: „Schreckschuss! Mehr als 500 Insektenarten sind gegen Pestizide resistent."). Einem Menschen mit Hypochondrie sollte man dieses nicht schenken, wenn man diesen wertschätzt.

Jean-Baptiste Poquelin Molière (2015): *Der eingebildete Kranke. Komödie in drei Akten* (Übers. u. Nachw. D. Distelmaier-Haas). Ditzingen: Reclam. Das 1673 uraufgeführte Schauspiel von Molière wurde in den Kapiteln 1.1 und 1.2 bereits erwähnt. Der krankheitsängstliche Protagonist Argan wünscht sich sehnlichst, dass sich seine Tochter mit seinem Arzt verheiratet, damit er diesen immer an seiner Seite hat und er aufhören kann, die teuren Rechnungen zu begleichen. Anders als im Krankheitsbild der heutigen Hypochondrie findet Argan Gefallen an den damaligen medizinischen Prozeduren für eine vermeintliche Heilung (z. B. Aderlass, Klistiere).

Niklas Schaab und Felix Schaab (2009): *Das House-Buch für Hypochonder. Die Behandlungsmethoden im Reality-Check.* Köln: Egmont. Mit Hypochondrie hat dieses Buch gar nichts zu tun. Die Autoren beziehen sich auf die US-amerikanische Serie „Dr. House" und unterziehen die Methoden des Serienarztes und seines Teams einer kritischen und etwas besserwisserischen Prüfung.

Cordula Stratmann und Marion Grillparzer (2008): *Ist dieses Buch ansteckend? Erste Hilfe für Hypochonder.* München: Gräfe und Unzer. Wie der Titel schon verrät, beschreiben die Autorinnen mit viel Humor und bunten grafischen Einlagen die verschiedenen Ansteckungsgefahren, die uns in der Umwelt begegnen. Gleichermaßen findet man hilfreiche Tipps zur körperlichen und psychischen Gesundheit (z. B. gegen Blähbauch oder Müdigkeit).

Arbeitsblätter

Arbeitsblatt: Selbst-Check – Sind Sie von Krankheitsangst betroffen? 1

1. Machen Sie sich Gedanken darüber, dass Sie ernsthaft krank sein könnten? (oder auch: ernsthaft erkranken könnten?) ☐ Ja ☐ Nein

2. Bereiten Ihnen diese Gedanken deutliches Unbehagen oder Angst? ☐ Ja ☐ Nein

3. Haben Sie mit einem Arzt gesprochen, der Ihnen versichert hat, dass Sie die befürchtete Krankheit nicht haben? ☐ Ja ☐ Nein

4. Bestehen diese belastenden Gedanken schon seit einigen Monaten? (für die Diagnose einer Hypochondrie müssen sie sechs Monate bestehen) ☐ Ja ☐ Nein

5. Fühlen Sie sich wegen Krankheitsängsten deutlich in Ihrer Lebensführung eingeschränkt? ☐ Ja ☐ Nein

Wenn Sie diese Fragen alle mit „Ja" beantworten, heißt das, dass dieser Ratgeber passend für Sie ist.

Die Diagnose einer Hypochondrie sollten Sie allerdings einem Fachmann überlassen, d. h. einem Psychologischen Psychotherapeuten oder einem Facharzt für Psychiatrie und Psychotherapie.

Arbeitsblatt: Benennen Sie das Problem! 2

Bitte betrachten Sie zunächst die beispielhafte Bearbeitung dieses Übungsblattes im Kapitel 3.1.1. Versuchen Sie dann mithilfe der folgenden Fragen, Ihre eigene Problematik möglichst gut zu beschreiben.

1. Folgende körperliche Empfindungen beschäftigen mich:

____

____

____

2. Ich denke an diese Krankheit(en):

____

____

____

Denken Sie an mehrere Krankheiten? Dann unterstreichen Sie bitte die für Sie unangenehmste.

3. Meine Überzeugung, diese Krankheit zu haben, ist in diesem Moment so stark:

   0 % ______________________________ 100 %

   Machen Sie ein Kreuz auf der Linie. Verwenden Sie die folgende Skala:
   0 %: ganz sicher, die Krankheit nicht zu haben
   50 %: vollkommen unentschieden, ob die Krankheit vorliegt oder nicht
   100 %: ganz sicher, die Krankheit zu haben

4. Wenn ich daran denke, dass ich die Krankheit habe, kommen mir dazu noch die folgenden Gedanken:

____

____

____

____

____

5. Wenn ich daran denke, dass ich die Krankheit habe, fühle ich mich:

____

____

____

____

____

6. Wenn diese Ängste und Gedanken stark sind, hilft mir kurzfristig:

____

____

____

____

____

Arbeitsblatt: Argumente für meine Annahmen 3

Bitte betrachten Sie zunächst die beispielhafte Bearbeitung dieses Übungsblattes im Kapitel 3.1.2. Versuchen Sie dann, mithilfe der folgenden Fragen Ihre eigenen Krankheitsannahmen möglichst gut zu beschreiben.

1. Belastende Annahme (A). *(Bitte vervollständigen Sie den Satz.)*

Ich könnte tatsächlich ...

____

2. Welche Gründe könnten dafür sprechen, dass die belastende Annahme (A) stimmt?

a. Spüren Sie mögliche Anzeichen in Ihrem Körper?
(Bitte notieren Sie diese hier.)

____

____

____

____

____

b. Haben Sie noch andere Argumente dafür, dass Ihre belastende Annahme zutreffen könnte?
(Bitte notieren Sie diese hier.)

____

____

____

____

____

Arbeitsblatt: Argumente gegen meine Annahmen 4

Bitte betrachten Sie zunächst die beispielhafte Bearbeitung dieses Übungsblattes im Kapitel 3.1.2. Versuchen Sie dann mithilfe der folgenden Fragen, Argumente gegen Ihre eigenen Krankheitsannahmen zu finden.

1. Nicht belastende Annahme (B). *(Bitte vervollständigen Sie den Satz.)*

Ich könnte keine(n) bzw. nicht …

____

2. Welche Gründe könnten dafür sprechen, dass die nicht belastende Annahme (B) stimmt?

a. Haben Sie andere Erklärungen für die Empfindungen in Ihrem Körper? *(Bitte notieren Sie diese hier.)*

____

____

____

____

____

b. Haben Sie noch andere Argumente dafür, dass Ihre belastende Annahme falsch sein könnte?
(Bitte notieren Sie diese hier.)

____

____

____

____

____

Arbeitsblatt: Der Körper lebt **5**

Führen Sie dazu das Experiment in gleichnamigem Kapitel 3.1.4 durch. Dort werden Ihnen eine Reihe spannender Fragen zu verschiedensten Körperempfindungen gestellt, die Sie möglicherweise gerade im Moment erleben. Notieren Sie hier, was Sie an den betreffenden Körperteilen gespürt haben. Bitte schreiben Sie auch schwache Empfindungen auf.

Wie sitzen Ihre Schuhe?

____

____

Spüren Sie die Luft an Ihren Nasenlöchern? Genau gleich verteilt?

____

____

Gibt es Stellen, an denen Ihr Körper nicht in einer angenehmen, ausgewogenen Temperatur ist?

____

____

Was sehen Sie im mittleren, unteren Bereich Ihres Gesichtsfeldes?

____

____

Spüren Sie gerade im Moment noch andere Körperempfindungen (z. B. Blasendruck, schlecht sitzende Kleidung, Druckgefühl, Kribbeln, Schwellungen, Ziehen, usw.)?

____

____

Arbeitsblatt: Beobachten Sie Ihre körperlichen Missempfindungen 6

Folgende Übung gelingt am besten, wenn Sie sie täglich, möglichst am Abend, für die Dauer von ca. einer Woche durchführen. Sie benötigen für jeden Wochentag eine Kopie dieser Seite.

Heutiges Datum: ____________

Ich beobachte folgende körperliche Missempfindungen:	Jetzige Uhrzeit: ___.___ Uhr Empfindungen sind so stark: *(machen Sie ein Kreuz auf der Linie für 0: gar nicht spürbar und 100: extrem intensiv – Sie können an nichts anderes denken).*	Am intensivsten waren die Empfindungen … *(Tragen Sie hier Tageszeit oder Tätigkeit, z. B. „beim Fernsehschauen“, „auf der Feier“, ein.)*	Am schwächsten waren die Empfindungen … *(Tageszeit oder Tätigkeit)*
	gar nicht ____________ extrem		
	gar nicht ____________ extrem		
	gar nicht ____________ extrem		

Arbeitsblatt: Testen Sie Ihren Körper! 7

Überlegen Sie sich hier selbst Übungen, um Ihre körperlichen Missempfindungen stärker oder schwächer zu machen. Sollte es Ihnen gelungen sein, die Aufgabe auszuführen, tragen Sie dies in die rechte Spalte ein, z. B. mit einem ☺-Smiley.

Übung zur Beeinflussung meiner störenden körperlichen Empfindungen	Tatsächlich geschafft!

Folgende Übungen werden häufig verwendet, sollten aber nur als grobe Anregung dienen:

- heißes Bad nehmen/in die Sauna gehen
- mehr/anders Sport treiben als üblich
- Entspannungsübung durchführen
- eine möglichst angenehme Unternehmung machen
- Papier auf einer ausgestreckten Hand ruhig halten
- drehen mit dem Drehstuhl
- 10 Minuten absolut nichts tun

Weitere Erläuterungen hierzu finden Sie in Kapitel 3.1.8.

Arbeitsblatt: Meine persönliche Sicherheitssuche **8**

Was tun Sie, um besser daran glauben zu können, dass Sie nicht schwer krank sind? Was können Sie tun, um Ihre Krankheitsangst kurzfristig zu beruhigen?

Notieren Sie hier alles, was Sie zur Sicherheitssuche unternehmen	**Tragen Sie ein, wie sicher Sie sich fühlen, wenn diese Sicherheitssuche gelungen ist (ein ungefährer Wert genügt!): 0: absolut unsicher 100: hundertprozentig sicher**

Folgende konkrete Beispiele helfen Ihnen vielleicht, eine möglichst vollständige Liste zu erstellen:
- Internistin Frau Dr. Specht aufsuchen,
- im Internet nach Multipler Sklerose recherchieren,
- eine Darmspiegelung bekommen,
- meinen Magen abtasten,
- Blutdruck messen,
- meiner Freundin Stefanie von meinen Beschwerden erzählen, etc.

Arbeitsblatt: Angenehme Folgen der Sicherheitssuche **9**

Betrachten Sie die Verhaltensweisen, die Sie im Arbeitsblatt 8 notiert haben. Wie fühlen Sie sich, direkt nachdem Sie diese Dinge ausgeführt haben?

(Gehen Sie dabei davon aus, dass dies, wie vermutlich meistens, positiv ausgegangen ist, d. h. der Arzt oder Sie selbst fanden nichts Auffälliges bzw. nichts Neues).

Was sind Ihrer Meinung nach die Gründe, warum Sie das Verhalten ausführen?

Wie würde es Ihnen gehen, wenn Sie die Sicherheitssuche, die Sie im Arbeitsblatt 8 notiert haben, nicht betreiben würden?

Arbeitsblatt: Unangenehme Folgen der Sicherheitssuche

10

Betrachten Sie die Verhaltensweisen, die Sie im Arbeitsblatt 8 eingetragen haben.

Notieren Sie auf dieser Seite, warum es trotz der Vorteile, die Sie im Arbeitsblatt 9 vermerkt haben, gut sein könnte, auf die Sicherheitssuche zu verzichten (oder sie einzuschränken):

Bitte machen Sie sich zunächst Ihre eigenen Gedanken. Wenn Sie mit dem Ergebnis noch nicht zufrieden sind, können Sie zur weiteren Anregung den Kasten „Warum Sicherheitssuche auf lange Sicht ungünstig ist“ in Kapitel 3.1.11 lesen.

Arbeitsblatt: Was ich unternehme, um meiner Krankheitsangst aus dem Weg zu gehen 11

Vermeiden Sie Orte, Situationen, Aktivitäten oder Themen, weil sie Sie an Ihre Ängste erinnern? Bitte notieren Sie hier, was es ist:

– ______________________________

– ______________________________

– ______________________________

– ______________________________

– ______________________________

– ______________________________

– ______________________________

– ______________________________

– ______________________________

– ______________________________

Bitte machen Sie sich zunächst Ihre eigenen Gedanken. Wenn Sie mit dem Ergebnis noch nicht zufrieden sind, lesen Sie zur weiteren Anregung (noch einmal) das Kapitel 3.1.12 „Nicht mehr vor den Ängsten davonlaufen".

Arbeitsblatt: Was würde passieren, wenn ich meinen Krankheitsängsten nicht mehr aus dem Weg gehe? 12

Betrachten Sie Ihre Notizen auf dem Arbeitsblatt 11. Stellen Sie sich nun vor, Sie würden alle Orte und Situationen aufsuchen.

Was könnte dann geschehen?

Wie würde es Ihnen damit gehen?

Arbeitsblatt: Besteht Ihr momentanes Leben aus mehr als Krankheitsangst? 13

Wenn Sie den Ratgeber aufmerksam durchgelesen haben, sind Sie dabei auf einige sehr ernste Themen gestoßen. Krankheitsangst hat viel damit zu tun, sich an ein Sicher-Gesund-Gefühl zu klammern. Leider ist die Realität anders. Unabhängig davon, was das Leben noch für Sie bereithält, wäre es doch schön, Sie könnten sich dieses so angenehm und wertvoll wie möglich gestalten. Diese Seite soll Ihnen helfen, solche Aspekte in Ihrem Leben zu entdecken. Am besten füllen Sie das Blatt abends aus.

Haben Sie heute gelacht? Wenn ja, warum?

____

____

Welchem Menschen sind Sie heute gern begegnet? (Es kann auch die Mitarbeiterin an der Supermarktkasse gewesen sein.)

____

____

Haben Sie heute etwas Interessantes gelernt oder über etwas Interessantes nachgedacht?

____

____

Haben Sie sich heute körperlich gut gefühlt (z. B. bei Bewegung, Sexualität, beim Duschen)?

____

____

Haben Sie heute etwas genossen (z. B. Essen, Getränke, etwas im Fernsehen)?

____

____

Arbeitsblatt: Der Blick auf die Zukunft

14

Stellen Sie sich vor, die Krankheitsängste spielen in Ihrem Leben keine oder nur noch eine kleine Rolle. Wie würden Sie sich Ihre Zukunft wünschen? Vervollständigen Sie die Sätze. Besonders hilfreich ist es, wenn Sie Aspekte ergänzen, die mit Krankheitsängsten nichts mehr zu tun haben.

In der nächsten Woche würde ich mich freuen, wenn …

Für mein Leben in einem Jahr wünsche ich mir …

Ich fände es schön, wenn ich in fünf Jahren …

Um etwas davon zu erreichen, was ich gerade notiert habe, wäre es gut, wenn ich …

Buchtipps

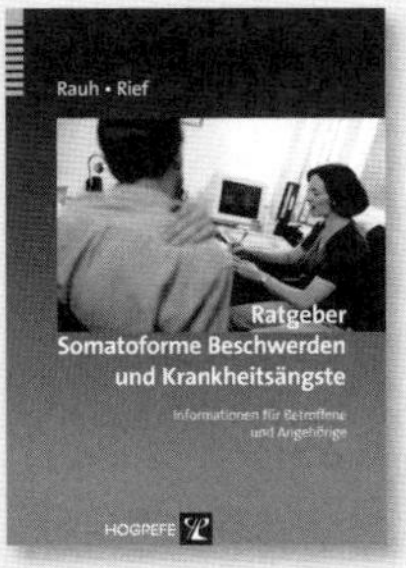

Elisabeth Rauh / Winfried Rief

Ratgeber Somatoforme Beschwerden und Krankheitsängste

Informationen für Betroffene und Angehörige

(Ratgeber zur Reihe: „Fortschritte der Psychotherapie“, Band 11)
2006, 69 Seiten, Kleinformat,
€ 8,95 / CHF 13.50
ISBN 978-3-8017-1781-0
Auch als eBook erhältlich

Der Ratgeber bietet zahlreiche Empfehlungen für den Umgang mit somatoformen Störungen und hypochondrischen Ängsten. Er erläutert, wie die Betroffenen lernen können, ihren Alltag trotz der Beeinträchtigungen positiv zu gestalten.

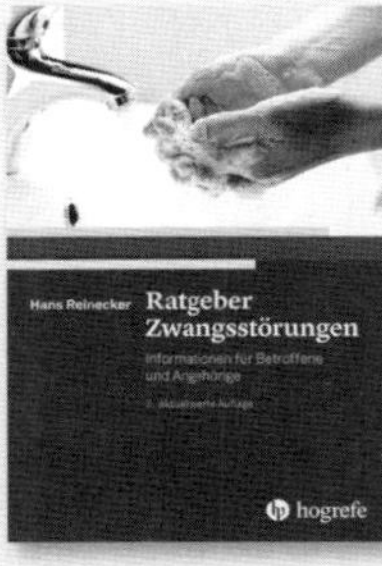

Hans Reinecker

Ratgeber Zwangsstörungen

Informationen für Betroffene und Angehörige

(Ratgeber zur Reihe: „Fortschritte der Psychotherapie“, Band 12)
2., akt. Auflage 2017,
67 Seiten, Kleinformat,
€ 8,95 / CHF 11.90
ISBN 978-3-8017-2788-8
Auch als eBook erhältlich

Die Neuauflage des Ratgebers informiert anhand zahlreicher Fallbeispiele über die verschiedenen Formen von Zwängen. Sie informiert über die Entstehung von Zwangsstörungen, wobei insbesondere auf Merkmale der Stabilität und Aufrechterhaltung sowie der Vernetzung im Leben der Betroffenen eingegangen wird.

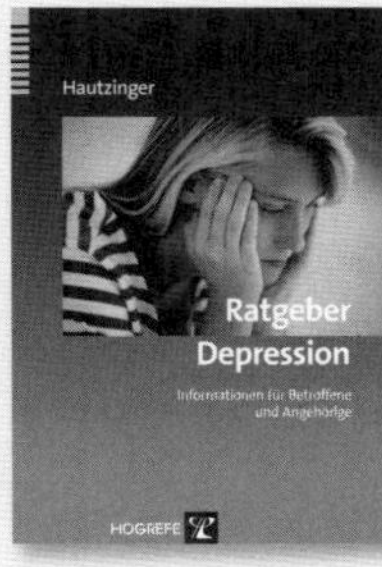

Martin Hautzinger

Ratgeber Depression

Informationen für Betroffene und Angehörige

(Ratgeber zur Reihe: „Fortschritte der Psychotherapie“, Band 13)
2006, 75 Seiten,
Kleinformat,
€ 8,95 / CHF 13.50
ISBN 978-3-8017-1879-4
Auch als eBook erhältlich

Der Ratgeber klärt über die Beschwerden und das Krankheitsbild, die Ursachen und die Behandlungsmöglichkeiten von Depressionen auf. Außerdem werden Selbsthilfemöglichkeiten vorgestellt. Er hilft dabei, die eigene Krankheit bzw. die Krankheit eines Angehörigen oder Freundes besser zu verstehen.

www.hogrefe.com

hogrefe

Buchtipps

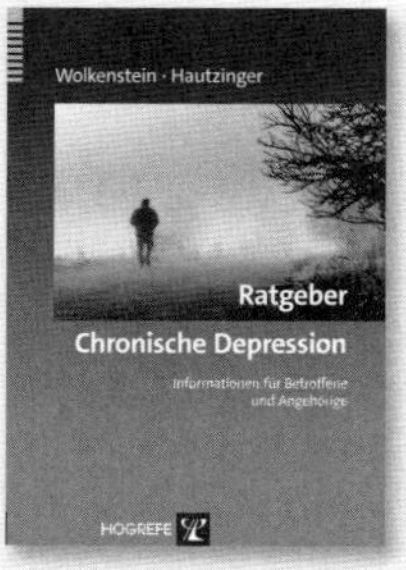

Larissa Wolkenstein / Martin Hautzinger

Ratgeber Chronische Depression

Informationen für Betroffene und Angehörige

(Ratgeber zur Reihe: „Fortschritte der Psychotherapie", Band 30)
2015, 95 Seiten, Kleinformat,
€ 9,95 / CHF 14.90
ISBN 978-3-8017-2516-7
Auch als eBook erhältlich

Der Ratgeber enthält zahlreiche Informationen zu chronischen Depressionen und informiert über Möglichkeiten der Behandlung und Selbsthilfe.

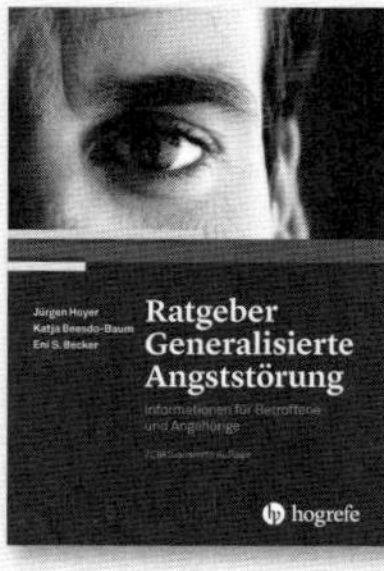

Jürgen Hoyer / Katja Beesdo-Baum / Eni S. Becker

Ratgeber Generalisierte Angststörung

Informationen für Betroffene und Angehörige

(Ratgeber zur Reihe: „Fortschritte der Psychotherapie", Band 15)
2., akt. Auflage 2016,
81 Seiten, Kleinformat,
€ 9,95 / CHF 13.50
ISBN 978-3-8017-2708-6
Auch als eBook erhältlich

Dieser Ratgeber richtet sich an Personen, die ihre Sorgen nicht mehr „im Griff haben". Sie erhalten Informationen dazu, welche Wege es gibt, sich von einem solchen „Stil" des andauernden „Gedankenmachens" zu befreien.

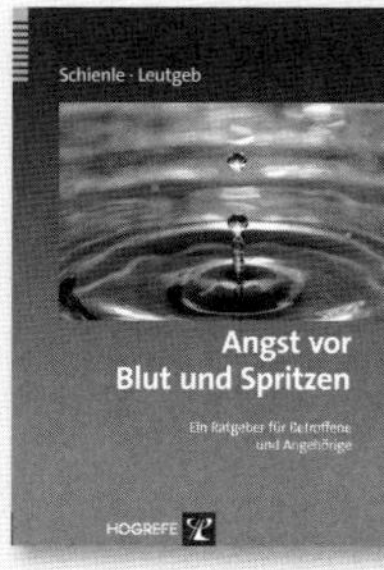

Anne Schienle / Verena Leutgeb

Angst vor Blut und Spritzen

Ein Ratgeber für Betroffene und Angehörige

(Ratgeber zur Reihe: „Fortschritte der Psychotherapie", Band 29)
2014, 59 Seiten, Kleinformat,
€ 8,95 / CHF 13.50
ISBN 978-3-8017-2596-9
Auch als eBook erhältlich

Der Ratgeber informiert über die Möglichkeiten der Behandlung und der Selbsthilfe bei einer Blut-Spritzen-Verletzungsphobie.

www.hogrefe.com

hogrefe